DE LA

PROSTATECTOMIE PÉRINÉALE TOTALE

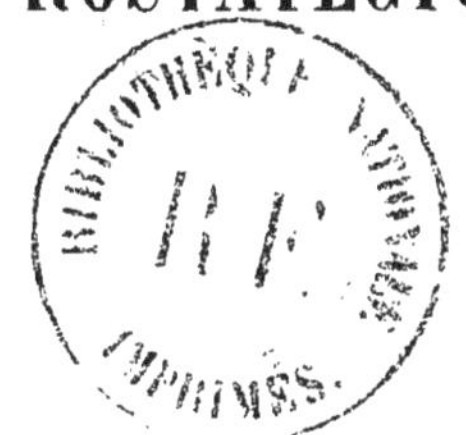

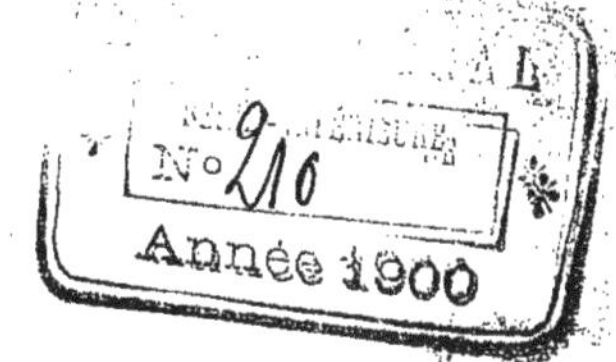

PAR

Le Dr Robert PROUST

Ancien interne des hôpitaux
Prosecteur à la Faculté
Membre adjoint de la Société anatomique

PARIS

G. STEINHEIL, ÉDITEUR

2, RUE CASIMIR-DELAVIGNE,

1900

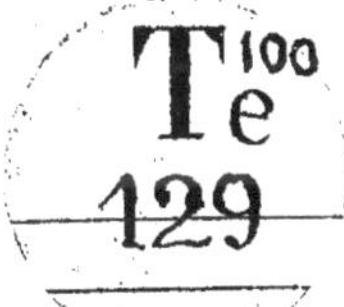

DE LA

PROSTATECTOMIE PÉRINÉALE TOTALE

IMPRIMERIE A.-G. LEMALE, HAVRE

DE LA

PROSTATECTOMIE PÉRINÉALE TOTALE

PAR

Le Dr Robert PROUST

Ancien interne des hôpitaux
Prosecteur à la Faculté
Membre adjoint de la Société anatomique

PARIS

G. STEINHEIL, ÉDITEUR

2, RUE CASIMIR-DELAVIGNE,

1900

DE LA

PROSTATECTOMIE PÉRINÉALE TOTALE

INTRODUCTION

Ce que nous voulons étudier dans cette thèse c'est un procédé opératoire : mais s'il est nécessaire de discuter quels peuvent être ses avantages au point de vue chirurgical pur, nous croyons aussi qu'il y a lieu, et sur des opinions personnelles et sur la critique des travaux antérieurs, de baser la justification des opérations prostatiques ; nous disons les opérations prostatiques ; car, à côté de la prostatectomie totale avec résection complète de l'urètre, opération idéale, il est permis de prévoir une association de drainage périnéal, d'anastomoses urétro-vésiçales, en un mot de toute une chirurgie vésico-prostatique, adaptée à la diversité des cas, et pour laquelle l'ablation méthodique et réglée de la prostate est la base nécessaire, le premier chapitre indispensable.

Si nous remontons à quelques années en arrière, pour voir quelles étaient les idées sur les indications opératoires dans l'hypertrophie de la prostate, nous trouvons un travail intéressant et qui représente à juste titre l'opinion d'alors, opinion qui est encore aujourd'hui, celle de beaucoup de chirurgiens.

« Nous passerons également sous silence, l'extirpation totale de la prostate par le périnée, dit Vignard (1), que, en raison de sa

(1) VIGNARD. *De la Prostatomie et de la Prostatectomie et en particulier de leurs indications*, Th. Doct. Paris 1890.

difficulté et de sa gravité, on ne peut décemment proposer à un malade atteint d'une simple hypertrophie de la prostate ? »

Plus tard, en 1897, dans une thèse très documentée, Prédal (1), tout en combattant les conclusions de Vignard et en faisant un chaud plaidoyer en faveur des prostatectomies partielles, dit également au sujet de la prostatectomie totale :

« Nous ne croyons pas qu'un traumatisme de cette importance et de cette gravité puisse être risqué quand il s'agit d'hypertrophie simple de la prostate. »

Nous nous sommes demandé s'il n'y avait pas lieu de revenir sur ces affirmations : pour cela il fallait mesurer exactement les difficultés et la gravité de l'opération, et aussi en calculer sûrement les bénéfices.

Les difficultés au premier abord semblent être des difficultés anatomiques, c'est-à-dire tenir aux connexions de la prostate avec les organes voisins. A la suite de nombreuses dissections, nous sommes arrivé à la conviction que l'ablation complète de la prostate est anatomiquement aisée ; restent ce qu'on peut appeler les difficultés chirurgicales : moyen d'avoir une large voie d'abord, conditions de l'hémostase, possibilité d'établir des pédicules convenables.

Ce sont les résultats de ces recherches anatomiques et des déductions chirurgicales que nous croyons pouvoir en tirer en général, que nous exposons dans un premier chapitre, laissant déjà prévoir les solutions que nous comptons proposer.

Il nous semble a priori, que ces modifications techniques permettent, en présence d'une opération mieux réglée, de ne pas trop s'effrayer de difficultés qu'on peut vaincre, de dangers qu'on peut combattre, d'accidents qu'il est possible de conjurer.

Mais surtout il faut voir si, en échange de ces risques, bien qu'atténués, nous trouverons un bénéfice notable.

Vignard, sous l'influence des idées alors régnantes de Launois, considère l'hypertrophie de la prostate comme une manifestation de l'artério-sclérose; les altérations vésicales, rénales, arté-

(1) PRÉDAL. *La Prostatectomie contre les accidents du Prostatisme et en particulier contre la rétention.* Thèse Paris, 1897.

rielles généralisées marchent de pair pour lui avec les altérations prostatiques. Dans ces conditions, à quoi bon risquer une opération sérieuse sur la prostate : l'obstacle enlevé, est-ce que la vessie ne restera pas impuissante ? est-ce que l'état des reins ne continuera pas à être une menace perpétuelle suspendue sur la tête du malade ? On voit que pour lui l'idéal du traitement consiste en une opération palliative, sans gravité, capable de mettre momentanément un terme aux accidents immédiats de rétention. Aujourd'hui, il n'en est plus de même. Sous l'impulsion de notre maître Albarran, la conception s'est modifiée : l'hypertrophie prostatique, tumeur bénigne, est une cirrhose prostatique, c'est une affection locale; mais devant l'obstacle mécanique qu'elle impose à la vessie, la dégénérescence scléreuse de l'appareil urinaire s'ensuit.

Dans ces conditions, le bénéfice de l'opération n'est plus illusoire ; il est réel et considérable lorsque l'opération est pratiquée dans des conditions suffisamment précoces, à savoir : lorsqu'il y a intégrité du muscle vésical, avant l'infection des voies urinaires supérieures.

Il semble donc que l'ensemble des travaux de Albarran et de Hallé soit comme la préface naturelle de la remise en honneur des opérations dirigées contre l'hypertrophie de la prostate.

Déjà, du reste, un des premiers travaux qui aient bien établi la nature glandulaire des lésions de l'hypertrophie prostatique, la thèse de Motz (1), était, comme l'intitule son auteur lui-même, *une introduction au traitement de l'hypertrophie de la prostate*, mais seulement alors *par les opérations sur l'appareil testiculaire*.

Nous chercherons donc, dans un deuxième chapitre d'anatomie pathologique, à préciser la nature de l'hypertrophie. En analysant les lésions, nous étudierons et leur nature et leur distribution : leur nature, parce qu'il est certaines formes d'hypertrophies qui ne sont que des adénomes au début, susceptibles de transformations malignes, pour lesquelles une large et très complète extir-

(1) MOTZ. *Contribution à l'étude de la structure histologique de l'hypertrophie de la Prostate*. Thèse de Paris, 1896

pation est la seule méthode rationnelle; leur distribution, parce que nous verrons qu'il y a des hypertrophies à forme vésicale et des hypertrophies à forme urétrale. Dans la forme urétrale, suffisamment avancée, la nécessité de la résection de l'urètre prostatique s'impose. De plus s'il y a des cas où la résection urétrale s'impose, il en est d'autres où se pose la question de la résection vésicale.

Et comme conclusion à cette discussion anatomo-pathologique, nous essayerons de décrire les indications et les contre-indications des prostatectomies totales ou partielles, ainsi que des opérations qu'il est loisible de leur adjoindre.

Avant de passer à l'exposé du procédé opératoire, auquel nous nous sommes arrêté, nous chercherons ensuite à montrer, dans un troisième chapitre, les résultats des chirurgiens qui ont pratiqué des ablations de prostate; à vrai dire, leurs opérations, habituellement dirigées plutôt contre des tumeurs malignes que contre l'hypertrophie, ont présenté une gravité, qui au premier abord, serait peu engageante ; mais nous trouverons aussi, dans leur manière de faire, de précieux enseignements, et nous verrons, d'après les résultats, quels sont les faits qui peuvent être considérés comme définitiment acquis.

Nous verrons qu'en somme, le facteur gravité semble dépendre et des difficultés opératoires et surtout des suites de l'opération. A ce point de vue, un des côtés les plus inquiétants semble être la persistance d'un grand espace mort inter-vésico-périnéal, dans lequel s'accumulent le sang et l'urine.

En présence des bénéfices réels qu'on peut attendre d'une opération précoce, et en tenant compte des résultats des opérateurs antérieurs, nous chercherons, en nous basant sur les déductions chirurgicales pratiques par lesquelles nous avons commencé, à exposer les diverses solutions que nous proposons sous forme de l'acte opératoire, tel que nous l'avons souvent répété sur le cadavre.

N'ayant pas de résultat personnel à donner, nous avons publié in-extenso, à la fin de ce travail, les observations les plus intéressantes d'ablation totale de la prostate que nous avons pu rencontrer dans la littérature médicale.

CHAPITRE PREMIER

Anatomie chirurgicale.

Nous n'avons pas la prétention d'apporter une contribution à l'étude anatomique de la région prostatique ; mais nous voulons de l'anatomie classique tirer quelques déductions chirurgicales, et c'est, dans ce but que nous avons exécuté plusieurs préparations dont quelques-unes, dessinées, sont annexées à ce travail.

Rappelons en deux mots la constitution de la loge prostatique : située au-dessous de la vessie, embrassant l'origine de l'urètre, traversée par les canaux éjaculateurs et creusée de l'utricule prostatique, la prostate, appliquée derrière la symphyse des pubis se trouve au devant du rectum, entre les deux lames pubo-rectales ; ces différents organes limitent autour d'elle une loge dont le diaphragme uro-génital forme le plancher. Au point de vue anatomique, on étudie la loge et son contenu ; au point de vue chirurgical nous étudierons les vois d'accès de la loge, et les rapports de la prostate avec les organes de la loge ainsi que ses adhérences et ses pédicules vasculaires.

Entre la symphyse des pubis et la prostate, se trouve le plexus de Santorini, où aboutit la veine dorsale de la verge plexus, qui est une des grosses chances aussi bien d'infection que d'hémorrhagie, au cours de la prostatectomie ; sur les côtés se trouvent les grosses veines péri-prostatiques, qui vont en arrière communiquer par de riches anastomoses avec les veines hémorroïdales.

La situation de ces veines est importante ; comprises entre deux aponévroses qui les maintiennent béantes, elles forment un véritable système caverneux. De ces deux feuillets, l'un est l'aponévrose d'enveloppe des lames pubo-rectales, l'autre est une dépendance de la gaine prostatique ; mais ce n'est qu'un mince feuillet qu'on peut isoler de la glande elle-même, c'est au moins l'opinion de Charpy, et nous-même l'avons contrôlée par nos dissections. Sur la pièce n° 2 en effet, on voit, isolés de la prostate, les gros troncs veineux latéro-prostatiques, ce qui a été fait facilement; bien plus, nous avons isolé en avant de la prostate et en avant de l'urètre, la partie antérieure de ces veines se continuant avec la dorsale de la verge, formant en un mot le plexus de Santorini; elles sont comprises là, dans une gangue fibro-musculaire, qui se continue avec l'enveloppe musculaire de l'urètre, mais qui est également isolable.

Tels sont les rapports des faces latérales de la glande.

Quant à la face postérieure de la loge prostatique, c'est le relèvement du feuillet supérieur de l'aponévrose moyenne, qui vient former le feuillet antérieur de l'aponévrose de Denonvilliers.

La prostate enfin reçoit, au niveau du versant postérieur de sa base, les canaux éjaculateurs; immédiatement en dehors et en arrière de leurs points de pénétration, les vésicules séminales lui adhèrent; plus en dehors encore, on voit arriver à la glande les branches prostatiques de la génito-vésicale.

L'urètre et les canaux éjaculateurs la traversent, par leur rencontre angulaire, ils déterminent ce qu'anatomiquement on a appelé le lobe médian, le reste forme les lobes latéraux. Il importe de préciser les connexions de l'urètre avec le stroma de la glande pour voir jusqu'à quel point l'isolement de ce canal sera possible.

C'est en réalité la couche musculaire lisse de l'urètre, très dilatée, qui se dissocie autour des acini glandulaires de la prostate, si bien que tout isolement véritable anatomique de l'urètre, est impossible ; ce qu'on peut, c'est, ou bien par énucléation sous-capsulaire de la prostate, arriver à enlever le tissu plus friable de la glande de l'intérieur de sa coque, ou sculpter aux ciseaux en taillant en plein tissu prostatique.

La zone pré-urétrale est surtout musculaire : les glandes qu'on y rencontre, rares sur la ligne médiane, sont plus nombreuses sur les côtés ; leur développement exagéré produit l'hypertrophie en collier et la très rare hypertrophie antérieure.

Il n'en est pas de même de la surface d'accolement prostato-vésicale, car s'il est vrai qu'au niveau du col il y ait emboîtement intime du sphincter de la vessie par la prostate, comme l'a bien montré Sappey ; lorsqu'on a rompu les liens musculaires de cet emboîtement, on trouve une zone décollable sur laquelle nous reviendrons.

La paroi inférieure de la loge prostatique, c'est le diaphragme uro-génital, mais avant d'en rappeler les détails qui peuvent nous intéresser, voyons rapidement l'urètre membraneux : c'est la vraie portion musculaire sphinctérienne de l'urètre. Longue de 15 millim., elle est entourée d'un sphincter strié ; en avant, la portion du sphincter prend le nom de muscle de Wilson et vient au milieu des veines se prolonger jusqu'à la symphyse ; en arrière, les fibres se rejoignent au raphé pré-rectal. En un mot, il y a là une disposition analogue à celle du sphincter externe de l'anus ; véritable sphincter volontaire et utile du canal, il se prolonge jusqu'au diaphragme uro-génital.

C'est là une double lame fibreuse perforée par l'urètre et par de nombreux organes. Entre les lames, on trouve le transverse profond de Guthrie. On sait les discussions auxquelles ont donné lieu ce plancher uro-génital : nous n'avons pas à nous y arrêter ; ce qu'il nous faut savoir, c'est qu'il ferme inférieurement la loge prostatique, qu'il nous faudra par conséquent le sectionner pour y pénétrer ; que, de plus, il est traversé par des organes importants, ce sont : en avant, au devant de l'urètre, les orifices pour la veine dorsale, les nerfs honteux internes, les artères honteuses internes, tous organes appliqués derrière l'arcuatum ; nous aurons à sectionner la partie postérieure du diaphragme uro-génital entre son bord postérieur et la partie latérale de l'urètre, c'est la partie musculaire de Zuckerkandl, et l'incision viendra intéresser également la zone pré-urétrale, le ligamentum transversum pelvis de Henle, mais légèrement, de façon à ne pas risquer d'arriver jusqu'aux artères honteuses.

Au bord postérieur et supérieur du diaphragme uro-génital, se fait l'union avec la paroi postérieure de la loge prostatique : on peut la concevoir, suivant le schéma idéal de Denonvilliers, ou admettre simplement l'existence d'un raphé prérectal, véritable noyau du périnée ; au point de vue de l'anatomie chirurgicale, il faut retenir que c'est là qu'on pourra séparer les deux parois de la loge prostatique, paroi postérieure et paroi inférieure.

Nous allons reprendre plan par plan, la disposition des tissus qu'on rencontrera au cours de l'opération ; dès maintenant, comme pour des raisons que nous exposerons ultérieurement, nous ne nous occuperons que de la voie périnéale. Nous allons voir les moyens de pénétrer largement dans la loge prostatique par sa paroi inférieure, et nous allons rappeler sommairement la disposition des muscles et des vaisseaux du périnée, voir, à côté des écueils qu'on peut rencontrer, quelles sont les incisions nécessaires pour disposer d'un jour suffisant.

Lorsqu'on a relevé la peau et l'aponévrose superficielle du périnée, on tombe sur un ensemble de muscles qui cloisonnent plus ou moins complètement l'excavation quadrilatère, limitée en avant par le bord inférieur de la symphyse, latéralement par les tubérosités ischiatiques, en arrière par la pointe du coccyx. La courbe à concavité postérieure du muscle transverse superficiel divise le périnée en périnée antérieur et périnée postérieur. En avant, nous rencontrons les deux triangles musculaires adossés, formés par les bulbo-caverneux enveloppant le bulbe, les ischio-caverneux recouvrant les racines des corps caverneux.

Dans ces triangles latéraux, on rencontre les artères périnéales, branche de la honteuse interne ; celle-ci, contenue dans le feuillet interne de l'aponévrose de l'obturateur interne, se trouve maintenue hors des limites du champ opératoire ; il n'en est pas de même de ses branches. La première de celles-ci est la périnéale superficielle; elle se sépare de la honteuse interne au niveau de l'ischion, derrière le bord postérieur du muscle transverse superficiel du périnée. Elle croise la face superficielle du muscle, se dirigeant obliquement en avant et en dedans, côtoyant habituellement le bord interne du muscle ischio-caverneux. Elle abandonne le long du bord postérieur du transverse superficiel un petit rameau qui est l'hémorrhoïdale inférieure. Plus profondément, nous rencontrons l'artère bulbeuse située au-dessous du transverse superficiel et qu'on sectionne forcément au moment de l'incision de l'aponévrose de Carcassonne.

A l'extrémité postérieure des bulbo-caverneux aboutit le sphincter externe de l'anus amenant ainsi la formation d'un noyau musculaire, base du triangle urétro-rectal. Là aboutissent et s'entrecroisent en une intrication complexe des fibres du sphincter, des bulbo-caverneux, du transverse superficiel et même du releveur ; les unes se continuent avec un muscle du côté opposé, les autres venant par un tendon élastique se fixer à la face profonde de la peau.

Ainsi est assurée ce qu'on pourrait appeler la solidarité du périnée. Si nous venons à la détruire, en sectionnant transversalement ce carrefour musculaire le long du bord postérieur du transverse superficiel, voici ce qui va se produire : le périnée génital et le périnée rectal vont s'écarter angulairement l'un de l'autre, agrandissant l'aire du triangle urétro-rectal ; mais c'est presque exclusivement le retrait du rectum qui assurera cet agrandissement ; l'anus, en effet, n'est maintenu en avant que par le sphincter, et, celui-ci sectionné, une valve l'entraîne loin en arrière.

Le canal anal, il est vrai, est bien rattaché au pubis par les muscles pubio-rectaux ; mais ceux-ci forment une sangle, une sorte d'U, permettant la rétropulsion du rectum ; seulement, plus celle-ci augmente, plus les bords latéraux des releveurs se tendent et se rapprochent, limitant sur les côtés, comme nous le verrons, l'ouverture de la loge prostatique.

Ceux-ci, en effet, partis de la face postérieure du pubis, au-dessus de l'entrée du canal obturateur, viennent limiter latéralement les parois de la loge prostatique et, côtoyant le canal anal auquel ils adhèrent, viennent se réunir immédiatement en arrière de lui, l'embrassant dans leur concavité ; ils forment ainsi un U à l'état de laxité, mais, en les tendant, ils prennent une forme de V et leur bord interne vient saillir sur les limites du champ opératoire. Si bien que certains auteurs, et en particulier Veerhoogen, ont proposé de les échancrer pour permettre un accès plus large de la face postérieure de la prostate. Nous-même (1) avons préconisé cette conduite dans l'application du procédé de Dittel. On sait que Quénu a réglé cette section des releveurs d'une façon très complète, et qu'il se sert justement de la rétropulsion du rectum pour tendre leurs bords (2). Quant à la limite supérieure de la région, on peut la reculer autant qu'il est nécessaire et un décollement rectal, convenablement pratiqué, met à nu et la face postérieure de la prostate et les vésicules séminales ; on arrive facilement jusqu'au cul-de-sac de Douglas. Stein même l'a ouvert au cours d'une prostatectomie qu'il pratiqua à Heidelberg.

Après cette section le périnée antérieur se déplace peu : il est ramené en arrière, en effet, par les insertions des muscles transverses superficiels du périnée ; en même temps l'adhérence de la face interne des caverneux à la face externe des bulbo-caverneux aide également à maintenir le bulbe en regard des branches ischio-pubiennes.

Profondément, enfin, le diaphragme urogénital concourt au même but. Qu'on le considère, en effet, comme une nappe musculaire engainée par deux feuillets aponévrotiques, ou comme un ligament

(1) Gosset et Proust. *Annales génito-urinaires*, janvier 1900.

(2) Quénu et Baudet. Extirpation du rectum cancéreux. *Revue de gynécologie*, septembre-octobre 1898.

perforé d'orifices pour l'urètre et les vaisseaux de la région, il fixe solidement la face supérieure du bulbe, tant par sa partie moyenne que par son bord postérieur libre dans lequel court l'artère transverse du périnée flanquée de ses veines et accompagnée de filets nerveux.

Si maintenant nous nous portons en avant d'un côté, du côté gauche de préférence (côté gauche du sujet), et que nous dissociions l'interstice qui sépare l'ischio-caverneux du bulbo-caverneux, nous apercevons le transverse profond du périnée ; sectionnons celui-ci entre deux pinces, depuis son bord postérieur jusqu'à quelques millimètres en arrière du pubis, et sectionnons en même temps le transverse superficiel du périnée. Le bulbe pourra être facilement, rejeté en avant, et surtout basculé en bas, en avant et à droite ; ainsi sera découvert très facilement l'urètre membraneux. Celui-ci, étant sectionné au bec de la prostate, dans un temps ultérieur le bulbe pourra être rabattu davantage encore avec l'urètre membraneux et la partie droite du transverse profond.

En pratiquant l'incision latérale du transverse profond, il n'y a pas de danger de blesser la veine dorsale de la verge, car elle passe derrière le pubis, au niveau même de la ligne médiane, appliquée contre l'arcuatum. Si le décollement rectal nous donnait un assez grand jour sur la face postérieure de la prostate, ce décollement du bulbe nous donne un jour bien plus large encore sur la région rétro-symphysaire, la face antérieure et les faces latérales de la prostate : en avant, se trouve le plexus de Santorini ; il est facile de suivre sa continuation avec la veine dorsale de la verge ; plus en arrière, on distingue le relief du sphincter prostatique.

Il nous semble que seule cette voie anatomique du périnée antérieur, combinée à un décollement modéré du rectum, permette au doigt, introduit facilement dans la loge prostatique par l'effondrement de son plancher, de faire complètement le tour de la glande.

Ce sera maintenant une véritable exploration à ciel ouvert,

car, écartant tour à tour les lames pubo-rectales sur les côtés, le rectum en arrière et basculant la prostate, on verra facilement les gros plexus veineux qui rampent sur ses parties latérales, on verra en arrière, les riches anastomoses de ces veines latérales avec les veines hémorrhoïdales.

Maintenant que la prostate est visible en entier, voyons par où elle tient; en un mot étudions les moyens de fixité de cette glande, à savoir : son adhérence à la vessie, ses connexions avec les vésicules séminales et les canaux déférents ses pédicules vasculaires; quant à ses connexions avec l'urètre, elles feront l'objet d'un chapitre spécial ; l'opération peut en effet se pratiquer avec ou sans résection de l'urètre prostatique.

Occupons-nous tout d'abord des connexions de la prostate et de la vessie, et des rapports de leurs irrigations respectives.

Pour fixer ce point, sur un premier sujet nous avons fait l'ablation des deux os iliaques, et la section de la colonne vertébrale au niveau de la quatrième lombaire. Il restait, au-devant du sacrum et de l'angle sacro-vertébral, un ensemble de parties molles qui réprésentaient les organes du petit bassin : en les disséquant nous avons trouvé la vessie rattachée à la partie postérieure par les deux uretères côtoyant le rectum ; à sa face inférieure adhérait la prostate ; sur les côtés de celle-ci restait la partie interne des releveurs de l'anus.

En disséquant ces lames musculaires nous avons mis en évidence les deux courants sanguins sus et sous-musculaires ; l'ensemble des vaisseaux sous-jacents au releveur ne nous intéresse pas. En effet, au-dessous veut dire en dehors et dès qu'au cours de l'opération la loge prostatique sera ouverte par sa partie inférieure, deux écarteurs latéraux, rejetant en dehors les releveurs, rejetteront également les vaisseaux protégés par le plan musculaire.

Les vaisseaux situés au-dessus et en dedans du releveur nous intéressent au contraire. C'est, comme l'a bien montré le professeur Farabeuf, l'épanouissement de la génito-vésicale ; il se fait d'une manière particulière : en arrière de la vessie, en effet, cette artère se bifurque ; la branche supérieure se distribue à la vessie, la branche inférieure à la prostate ; les ramifications veineuses qui les accompagnent présentent la même disposition, si bien que lorsqu'on sépare la prostate de la vessie, on voit se former un angle vasculaire particulièrement caractéristique et absolument typique sur deux des pièces que nous avons fait dessiner, amenant ainsi la production d'une zone avasculaire dans le décollement vésico-prostatique.

Nous avons, en effet, cherché par la dissection à séparer la prostate de la vessie sur cette même pièce. Pour cela, au niveau de la région antérieure, nous avons sectionné les fibres musculaires longitudinales qui assurent l'emboîtement du sphincter de la vessie par la prostate et, immédiatement en arrière de la région cervicale, nous avons trouvé un plan de clivage entre la vessie et la prostate. En vérité, nous verrons plus tard qu'au point de vue chirurgical ce plan de clivage ne doit pas toujours être utilisé. Il est des cas, en effet, où la saillie considérable d'un lobe moyen de la prostate, tout en déformant la vessie, l'a considérablement amincie et, dans ces cas, une prostatectomie totale respectant la vessie aurait pour résultat de laisser à celle-ci, comme base, une portion flasque, distendue, amincie, véritable besace sans vitalité. Il est préférable, dans ce cas, de réséquer avec la prostate la muqueuse vésicale qui la recouvre.

Ces considérations sont, du reste, justifiées par la conduite de deux opérateurs : tandis que dans deux cas Alexander a extirpé des prostates sans ouvrir la vessie, dans une extirpation pour néoplasme, au contraire, Leisrink a délibérément ouvert la vessie.

Il est des cas enfin où l'hypertrophie des glandules accessoires comprises dans la muqueuse vésicale formant une véritable paraprostate est la lésion fondamentale, et là encore il faudra pratiquer une résection vésicale, pour combattre la néoplasie.

Quoi qu'il en soit, ce décollement prostatique a été très facilement pratiqué sur la pièce n° 1 ; nous avons cherché alors à le pratiquer dans des conditions analogues aux conditions opératoires. Pour cela, pratiquant une large brèche dans le périnée antérieur nous sommes arrivé sur la prostate ; et sectionnant l'urètre au niveau du col, nous avons amorcé aux ciseaux le décollement vésico-prostatique d'avant en arrière, ce qui a été très facile ; nous l'avons terminé au doigt, et dès lors la prostate ne tenait plus que par les vésicules séminales, les canaux déférents, l'aponévrose de Denonvilliers et les vaisseaux.

Ce qui est intéressant à constater, c'est que, bien avant d'être arrivé aux limites postérieures du trigone, l'adhérence de la muqueuse vésicale à la prostate est assez lâche pour que le décollement se fasse au doigt. Cette considération nous paraît importante à noter, puisque ainsi, en séparant la prostate et la vessie, d'avant en arrière, on peut éviter la blessure des uretères, car il est des cas où une prostate très développée vient, par son bord postérieur, atteindre ou même dépasser l'orifice de ceux-ci. C'est ce qu'on peut voir sur nombre de pièces du Musée Guyon.

Ce qui nous reste à préciser maintenant, c'est dans quelles limites nous pouvons isoler les vésicules séminales et les canaux déférents.

Si on continue le décollement, on arrive à isoler facilement la face antérieure des vésicules séminales, réunies par la face antérieure de l'aponévrose de Denonvilliers, de la face postérieure de la vessie. On arrive de cette façon jusqu'aux limites du cul-de-sac péritonéal.

Revenons maintenant à la face postérieure de la prostate et isolons-la jusqu'à sa limite supérieure. Ce décollement d'avec le rectum se fait facilement, à condition de rester immédiatement appliqué contre la partie postérieure de la prostate. Est-il possible de continuer plus loin et de séparer la face postérieure des vésicules de la face antérieure du rectum ? Les auteurs sont partagés à ce sujet...

« Les vésicules séminales, dit Jonnesco, et les canaux déférents presque accolés au niveau de la base de la prostate, divergent en arrière ; ils contournent la paroi antérieure du rectum et atteignent ses parois latérales. Les bases des vésicules séminales sont séparées par un espace de 7 à 8 centimètres. Les vésicules et les canaux déférents sont logés de chaque côté dans un angle ouvert en dehors, limité en avant par la vessie, en arrière par le rectum. Ils sont fixés à cette place par des lames aponévrotiques et musculaires résistantes. Celles-ci passent devant et derrière les vésicules et les canaux déférents, et leur constituent ainsi une loge fibreuse. Cette loge est formée par le dédoublement de l'aponévrose prostato-péritonéale. La face externe de cette loge spermatique adhère intimement en avant à la vessie, en arrière au rectum. Mais il est plus difficile de séparer la vésicule séminale et le canal déférent du rectum que de la vessie. Du reste celle-ci ne vient en contact avec la paroi antérieure de la vésicule que dans l'état de réplétion ; alors que la paroi postérieure de la vésicule est toujours intimement unie à la paroi rectale et ne la quitte jamais, quelque soit le degré de vacuité ou de réplétion du rectum. — En somme, les vésicules séminales et la portion des canaux déférents qui longent leur bord interne, sont contenues dans l'épaisseur de la gaine fibreuse du rectum et lui adhèrent intimement. — On prétend que les vésicules séminales se rapprochent l'une de l'autre quand la vessie est pleine et s'en écartent quand elle est vide ; qu'elles s'accolent à la paroi vésicale dans le premier cas, qu'elles tombent sur la paroi rectale dans le second. C'est une erreur, car les vésicules bien fixées à leur place n'abandonnent jamais le rectum. — Guelliot prétend que les vésicules n'adhèrent que lâchement au rectum et, dans un cas (sujet de 50 ans), il aurait trouvé une véritable cavité, sorte de bourse séreuse rétro-vésiculaire, entre les vésicules et le rectum. Je ne sais que penser de cette affirmation. Paul Delbet (thèse de Paris, 1894) a vu, comme moi, cette adhérence intime des vésicules et du rectum. Au niveau du bord externe des vésicules séminales, l'aponévrose, qui s'est dédoublée pour les envelopper se continue au delà : en avant sur la loge fibreuse de la vessie, en arrière sur la loge périrectale, et latéralement en suivant les artères hémorrhoïdales moyennes ou recto-prostatiques vers les flancs du petit bassin. J'ajouterai aussi que le cul-de-sac péritonéal, recto-vésical s'enfonce souvent entre les deux vésicules séminales jusque près de la base de la prostate, qu'il peut même atteindre. » (Jonnesco, page 356.)

Quant à nous, effondrant et réséquant l'aponévrose de Denonvilliers, nous avons pu facilement disséquer les vésicules séminales et les canaux déférents ; nous avons pu les isoler, en avant de la vessie, en arrière du rectum ; sur le bord externe de ces vésicules séminales, nous avons du arriver à la prostate des branches artérielles et veineuses ; en remontantvers leur origine supérieure, nous avons trouvé un tronc plus important : c'était la génito-vésicale se bifurquant, et là, comme sur la pièce précédente, cette bifurcation était très nette.

De plus, ce que nous pouvons voir ici, c'est la disposition typique des derniers moyens de fixité de la prostate, après sa séparation de la vessie, et son facile abaissement. Ce qu'il importe de remarquer, c'est l'immense étendue, dans laquelle on aperçoit la partie inférieure de la vessie, et la facilité avec laquelle on peut dès lors intervenir sur elle.

Nous avons aussi étudié les conditions de séparation de l'urètre et de la prostate.

Là il n'est guère possible de séparer l'urètre de la prostate comme nous avons fait pour la vessie. Tout ce qu'on peut faire, c'est de couper en plein tissu prostatique, de sculpter l'urètre en un mot ou de laisser deux petits coins prostatiques latéraux qu'on viendra suturer par leurs bords cruentés à la face postérieure de l'urètre, aussi bien pour ne pas laisser dans la plaie de surface irrégulière que pour donner un point d'appui au sphincter strié de l'urètre conservé.

Pour nous résumer, nous avons acquis la conviction qu'on pouvait avoir par la partie inférieure de la loge prostatique un accès suffisant pour travailler complètement à ciel ouvert, et que la prostate, détachée de la vessie, pouvait être pédiculisée dans de bonnes conditions.

CHAPITRE II

Anatomie pathologique.

Nous allons voir maintenant quelles sont les lésions prostatiques qui, en modifiant le volume de la glande, et en réagissant sur les fonctions vésicales, rendent son ablation nécessaire ; dès maintenant, nous pouvons considérer qu'il y a trois grandes classes d'affections prostatiques justiciables d'un large traitement opératoire : l'hypertrophie, la tuberculose, le cancer.

Nous laisserons de côté ce qui a trait à la tuberculose de la prostate, non pas que nous croyons qu'il n'y ait pas là une indication suffisante au point de vue opératoire.

Tout au contraire, les résultats opératoires ont été bons entre les mains de Bouilly (1), et nous citons, à propos du manuel opératoire, une ablation de prostate tuberculeuse par Doyen. Mais nous ne voulons étudier ici ni les lésions tuberculeuses de la prostate, ni les indications précoces de leur traitement.

Ce que nous voulons, c'est montrer le bien-fondé de l'opération dans l'hypertrophie et le cancer.

Pour cela établissons d'abord la priorité de la lésion prostatique sur les lésions vésicales ; deuxièmement montrons la localisation de la tumeur prostatique. On s'est habitué à considérer l'hypertrophie comme la conséquence de l'âge, la traduction prostatique de la sénilité générale ; mais il ne suffit pas que l'hypertrophie apparaisse tard pour qu'on ait le droit de dire que l'âge

(1) Bouilly. Prostatite tuberculeuse suppurée. Fistules périnéales. Grattage et ablation de la prostate à la cuiller tranchante. Guérison. *Bull. et mém. Soc. de chir.*, Paris, 1885, p. 576.

seul est en cause ; en réalité, à un certain âge, il se produit des modifications de la prostate, comme chez la femme il se produit des fibromes de l'utérus, et la comparaison brillante, faite jadis par Velpeau, de la réaction morbide de deux organes si voisins au point de vue de leur développement, reste toujours acquise ; s'il est démontré, et nous croyons qu'on peut considérer aujourd'hui que c'est chose faite, que l'hypertrophie de la prostate est également le résultat d'une néoplasie bénigne ; on doit pouvoir pousser la comparaison plus loin et dire que comme un utérus fibromateux une prostate hypertrophiée doit être enlevée. Mais il faut distinguer les cas ; tout d'abord, la comparaison ne peut s'appliquer qu'au point de vue mécanique peut-on dire, c'est-à-dire si l'on ne considère que le volume de la tumeur, l'obstacle qu'elle produit, sans tenir compte des lésions qu'elle entraîne secondairement. En second lieu, à côté des hypertrophies que nous allons étudier, il y a des sortes d'hypertrophies diffuses qui ne sont que l'expression d'un état général, comme l'hypertrophie goutteuse par exemple. Ce que nous avons en vue, c'est l'hypertrophie qui vient former une véritable tumeur de la prostate, comme nombre de pièces qui proviennent du Musée du professeur Guyon nous en offrent un exemple saisissant.

Quelle est là, tout d'abord, la nature des lésions. Notre maître Albarran a bien voulu nous confier le manuscrit d'un travail fait en collaboration avec Hallé sur l'anatomie-pathologique de l'hypertrophie prostatique et qui va paraître prochainement (1).

« Nous avons voulu apporter notre contingent d'observations à cette question : et nous avons fait l'étude histologique de 100 prostates hypertrophiées. Ces 100 prostates ont été recueillies au hasard de la série, à la clinique de l'hôpital Necker, chez des sujets âgés ayant présenté les signes locaux et les symptômes fonctionnels de l'hypertrophie prostatique, sujets classés cliniquement dans le groupe des prostatiques, ayant succombé à l'un quelconque des accidents du prostatisme.

(1) ALBARRAN et HALLÉ. *Annales génito-urinaires*, février 1900.

« Ces 100 prostates hypertrophiées sont loin d'avoir une structure identique ; entre elles on remarque aisément de notables différences portant sur la proportion relative du stroma et du tissu glandulaire ; et ce caractère différentiel principal permet de les classer tout d'abord en trois catégories :

1° Hypertrophies glandulaires pures,

2° Hypertrophies mixtes,

3° Hypertrophies fibreuses pures.

« 1° *Hypertrophies glandulaires pures.* — Cette classe comprend 46 cas :

La coupe plus ou moins nettement lobulée présente à l'œil nu un aspect aréolaire et lacunaire manifeste. Le nombre et le volume des glandes sont augmentés. Elles se présentent sous la forme de culs-de-sac glandulaires multiples disposés en groupes lobulaires plus ou moins nettement dessinés, de volume inégal. Un certain désordre, témoignage de la prolifération glandulaire, a fait disparaître la disposition régulièrement rayonnée qui caractérise les lobules de la prostate normale. Le volume des culs-de-sac est très inégal ; ici on les voit petits, nombreux, serrés les uns contre les autres, presque juxtaposés ; là plus rares, dilatés jusqu'à prendre l'aspect de petites cavités kystiques ; tantôt l'épithélium est normal, tantôt il est épaissi, proliférant en plusieurs couches de petites cellules cubiques superposées : aplati et atrophié parfois dans les cavités kystiques. — Celles-ci sont vides ou partiellement remplies de détritus cellulaires granuleux et de concrétions concentriques complètes ou en voie de formation. Le stroma qui sépare les culs-de-sac est peu abondant, il a conservé sa structure fibro-musculaire normale lâche, ses vaisseaux sont sains. Tels sont les caractères les plus généraux de l'hypertrophie glandulaire ou adénomateuse pure.

2° *Hypertrophie mixte.* — 51 prostates sur 100 se rangent dans cette seconde catégorie.

Dans cette forme, à côté de lobules adénomateux, de tous

points semblables à ceux de la forme précédente, on rencontre des lobules dans lesquels l'élément glandulaire est en voie d'atrophie, tandis qu'un abondant stroma fibreux se développe et le remplace.

Dans cette forme l'aspect macroscopique des coupes est très varié ; l'aspect lobulé est toujours nettement accusé par la différence de consistance et de densité des divers lobules.

« Cette transformation fibreuse des lobules glandulaires s'observe à tous les degrés. Ici les glandes en voie d'atrophie sont encore nettement distinctes, sous forme de culs-de-sac pleins ou kystiques rares, espacés et séparés par d'épais tractus d'un stroma abondant. Là, elles ont presque disparu, réduites à de petits amas épithéliaux informes, vestiges glandulaires peu distincts, noyés dans un stroma dense presque homogène. Dans les lobules où les glandes sont encore bien apparentes le stroma est conjonctif et musculaire comme à l'état normal.

« Dans les lobules où l'atrophie glandulaire est complète, ce stroma est devenu fibreux presque pur et les vaisseaux à parois épaisses présentent souvent les lésions d'endo-périartérite.

« Dans ces prostates atteintes d'hypertrophie mixte, la proportion relative des deux ordres de lobules adénomateux et fibreux est très variable. Dans le plus grand nombre de cas, les lobules adénomateux l'emportent en nombre et en volume sur les lobules fibreux.

« 3° *Hypertrophie fibreuse pure.* — Cette dernière classe bien restreinte, puisqu'elle ne comprend que 3 cas sur 100. Dans ces prostates la lobulation est toujours nettement accusée. On n'y trouve plus de cavités glandulaires.

« Tous les lobules sont denses, solides, homogènes. Ils sont formés de tissu fibreux adulte avec une très faible proportion de fibres musculaires lisses ; le tissu fibreux est disposé concentriquement autour de petits amas épithéliaux dégénérés, souvent peu distincts, derniers vestiges des glandes ; les vaisseaux sont peu nombreux, à parois épaissies, à lumière étroite ou oblitérée.

« Nous nous bornons à cette énumération statistique et à ces descriptions sommaires. Nous avons voulu indiquer seulement les caractères différentiels principaux, qui permettent de classer en trois catégories les trois prostates hypertrophiées. »

Nous voyons donc qu'au-dessus des formes diverses créées par la réaction différente du tissu conjonctif pouvant venir même étouffer, étrangler l'élément noble, nous trouvons à la base des lésions glandulaires une véritable cirrhose. Maintenant est-ce de la prostatite proliférante, est-ce au contraire de l'adénome vrai ? Sans se prononcer d'une façon absolument affirmative dans cet article, Albarran et Hallé laissent pourtant entendre qu'il ne leur répugne nullement d'admettre qu'à la base d'un grand nombre d'hypertrophies prostatiques se trouve quelqu'ancienne prostatite établissant ainsi entre ces deux états de la prostate le même processus d'évolution qui pour tant d'épithéliums a été montré, depuis la simple irritation inflammatoire jusqu'à l'état d'adénome vrai.

C'est peut-être du reste une conséquence de cette donnée étiologique ; c'est peut-être le résultat d'une longue suite de cathétérismes ; mais il est un fait dominant, c'est que presque toujours les prostates hypertrophiées recueillies aux autopsies sont plus ou moins infectées ; aussi est-il permis de penser que dans les prostatectomies partielles, les réunions primitives qu'on pourra y tenter seront toujours sujettes à caution. Il y aura du reste des cas où il ne subsistera plus que des restes d'une infection déjà ancienne, d'autres où le liquide prostatique recueilli soigneusement sera encore en état de cultiver.

Si l'on accepte, d'après l'examen méthodique de cette série de prostates hypertrophiées, qu'on se trouve en présence d'adénomes ou de prostatites proliférantes, par une inclinaison naturelle de l'esprit à appliquer les idées générales aux cas particuliers, on est porté à se demander si comme les leucoplasies buccales, réaction inflammatoire, ou comme les adénomes du rein ou du foie, hyperplasie glandulaire typique, les hypertrophies ne peuvent pas, par des formes de transition faciles à vérifier, amener jusqu'aux lésions de l'épithélioma de la glande. Eh bien ! dans l'énorme proportion de 13 p. 100, des cas par eux examinés, Albarran et Hallé ont pu saisir sur le fait cette transformation, et à côté de nouvelles glandes, développées suivant le type normal, trouver des végétations glandulaires formées d'épithélium atypique, envahissant irrégulièrement le stroma glandulaire. Il est permis de traduire cliniquement cette constatation anatomo-pathologique et de se demander combien d'hypertrophies prostatiques qui, jusque-là, avaient évolué avec lenteur, sont susceptibles de subir rapidement une transformation maligne ?

S'il était besoin d'une nouvelle raison pour pousser à opérer l'hypertrophie prostatique, il était difficile d'en trouver une plus puissante : les tendances nouvelles de la chirurgie cancéreuse sont d'être à la fois très large et très précoce. Mais si précoce qu'on cherche à la rendre par des investigations diagnostiques, de jour en jour plus perfectionnées, il n'est peut-être pas de glande, sauf la mamelle, où le stade encore bénin soit cliniquement aussi appréciable que la prostate.

L'étude des lésions anatomo-pathologiques de l'hypertrophie vient encore nous apporter de nouveaux enseignements.

Si l'on vient à couper une prostate atteinte d'hypertrophie du lobe moyen, de luette vésicale, de barre prostatique, on s'aperçoit que la tumeur est bien formée par une prolifération glandulaire de lobules enserrés par la réaction du stroma musculo-connectif, mais la situation de ces lobules est caractéristique.

Ils sont situés en effet entre la muqueuse vésicale et la couche musculaire de la vessie. Le collet des glandes s'ouvre dans la vessie au niveau de la portion juxta-cervicale. En un mot, ce n'est pas de l'hypertrophie de la prostate, c'est l'hypertrophie d'une véritable para-prostate. Aussi bien chez le chien à l'état normal (1), l'anatomie donne des enseignements qui expliquent ces faits. On sait que chez cet animal, l'urètre présente un segment inter-

(1) ALBARRAN. *Traité de chirurgie clin. et opér.*, de Le Dentu et Pierre Delbet, t. IX.

vésico-prostatique d'une certaine longueur. Là, on trouve et surtout au niveau de la région juxta-cervicale, de véritables glandes prostatiques accessoires, dont les culs-de-sac viennent se perdre dans l'épaisseur de la paroi vésicale. Nous pouvons comprendre dès lors, comment, au point de vue chirurgical, il n'y a pas à songer dans ces cas à décoller la muqueuse vésicale de la tumeur prostatique.

Mais toute saillie intra-vésicale n'est pas forcément constituée par l'hypertrophie de ce lobe médian. Le développement des lobes latéraux, lorsqu'il prédomine à leur extrémité supérieure, vient également refouler le trigone et produire le bas-fond.

Il nous reste maintenant à voir l'agencement de ces diverses lésions.

Vignard a relevé très soigneusement une série de 28 cas provenant des pièces du Musée Guyon et il a obtenu des résultats auxquels nous souscrivons volontiers :

L'hypertrophie isolée du lobe moyen est excessivement rare, mais on la rencontre associée à l'hypertrophie générale de la prostate. Si bien que, dit-il : « Dans l'hypertrophie de la prostate, l'obstacle à la miction existe pour le plus grand nombre des cas, au même degré sur toute la longueur de l'urètre prostatique, 16 cas sur 18.

« Dans un certain nombre de cas, l'obstacle siège généralement à l'orifice de l'urètre, mais est étendu en même temps à toute sa portion prostatique, 9 cas sur 28.

« Dans des cas tout à fait exceptionnels enfin, la traversée de l'urètre prostatique est libre, l'obstacle est limité à la région du col, 3 cas sur 28.

« Ainsi donc, si l'on ne tenait compte, dans la pathogénie de la rétention d'urine chez les prostatiques, que de ce seul facteur, la forme de l'hypertrophie, une opération qui n'agirait que sur le col ou à son voisinage, n'aurait aucun effet sur la rétention dans le plus grand nombre de cas, et ne serait assurée du succès que dans des cas tout à fait exceptionnels.

Nous croyons qu'il est impossible de résumer d'une façon plus parfaite les conséquences urétrales des lésions avancées de l'hypertrophie de la prostate, et c'est pourquoi nous pensons que l'opération rationnelle, c'est la prostatectomie totale avec résection de l'urètre prostatique.

Cette rareté excessive du développement isolé du lobe moyen apparaît beaucoup moins grande, il est vrai, dans une statistique plus récente que publie Albarran dans le *Traité de Chirurgie opératoire :*

« Réunissant les statistiques de Thompson, de Prédal, de Motz, les pièces des Musées Dupuytren et Guyon, je trouve :

« Hypertrophie de la prostate seule, sans lobe moyen..	86
« Hypertrophie de tous les lobes, participation des glandes sous-cervicales..........................	119
« Hypertrophie des glandes cervicales seule ou prédominante..	88
« Total.......	293

Cette statistique nous montre, sur 293 prostates hypertrophiées, des lésions du lobe moyen dans 205 cas, soit une proportion de 69 p. 100. Le lobe moyen seul était en cause 88 fois, soit en proportion de 30 p. 100. »

Lorsque l'importance des lésions vésicales sera suffisante, la question de la résection vésicale pourra également se poser. — Mais ce sont là les lésions les plus avancées de l'hypertrophie prostatique.

Ce sont en effet les lésions de sujets qui ont succombé à leur affection prostatique.

Quant à nous, persuadé que l'hypertrophie doit être opérée de bonne heure, pensant qu'en ce moment l'urètre peut encore jouir de son intégrité dans la traversée prostatique, condition qui pourra être vérifiée au cours de l'opération, nous croyons qu'il ne faut pas être trop exclusif, et que dans ces cas il y aura avantage à respecter l'urètre en le sculptant dans le tissu prostatique, suivant le conseil de notre maître Albarran.

Nous voudrions dire un dernier mot des lésions vésicales : ce n'est pas que nous voulions insister sur les lésions de l'appareil urinaire chez les prostatiques. D'une part, elles ont été décrites de main de maître ; d'autre part, comme nous les considérons comme secondaires et tardives, nous espérons que l'opération les préviendra. Mais remarquons dès maintenant les conditions anatomiques de déclivité du bas-fond chez un malade *qui ne vide pas sa vessie*, car tout est là au point de vue de l'avenir du malade. Pour brillants qu'aient été les résultats du drainage abdominal de Poncet et Delore, du drainage périnéal, et du tunnellement de la prostate de Harrison, on ne peut s'empêcher de penser que les conditions du drainage parfait, tel qu'il est obtenu par les tailles vésico-vaginales, surtout avec l'incision prolongée qu'emploie M. Guyon, ne sont jamais réalisées dans ces procédés. C'est pourquoi nous exposerons plus loin la technique d'un drainage cysto-périnéal que nous sommes d'avis d'adjoindre à la prostatectomie dans les cas infectés. Aussi de ces réflexions, nous emportons la conviction, que nous voudrions faire partager au lecteur, que ce qu'il faut pour lutter contre l'hypertrophie c'est une ablation précoce et totale de la prostate, sauf des cas rares d'intégrité urétrale ; c'est, lorsqu'il y a un résidu notable, une urine qui commence à s'infecter, une ablation complète encore de la prostate pour assurer la sécurité du malade dans l'avenir, une mise à sec momentanée de sa vessie pour assurer sa sécurité dans le présent et amener du côté des phénomènes d'infection urinaire une régression sur laquelle on est en droit de compter.

CHAPITRE III

Étude analytique des divers procédés opératoires.

Anatomiquement, l'ablation de la prostate nous a paru faisable ; au point de vue thérapeutique elle nous a paru désirable ; il nous reste à étudier, au point de vue historique et critique en quelque sorte, dans quelle mesure les auteurs ont cherché à la pratiquer et jusqu'à quel point ils y ont réussi. Par conséquent nous laisserons volontairement de côté toutes les méthodes accessoires qui ont été entreprises contre l'hypertrophie de la prostate et également l'ensemble des prostatectomies partielles ; des travaux de Pousson (1) et de Desnos (2) ont du reste, à ce point de vue, définitivement élucidé la question.

Nous verrons que tout d'abord les chirurgiens, effrayés sans doute par les conséquences de l'ablation de la prostate, ont commencé par ne l'enlever en quelque sorte que dans les cas désespérés. C'est un peu ce qui s'est produit pour la majorité des opérations viscérales et nous n'avons pas lieu de nous en étonner. Aussi nous devons nous attendre à trouver dans ces premières observations des résultats déplorables. Mais petit à petit on s'est rendu compte que la gravité de l'opération tenait, aux conditions dans lesquelles elle avait été pratiquée, bien plus qu'à l'opération en elle-même ; ainsi par une saine appréciation quelques chirurgiens appliquèrent la prostatectomie, non pas

(1) POUSSON (A.). Quelques considérations touchant la valeur de la prostatectomie partielle dans l'hypertrophie de la prostate. *Mercredi médical*, Paris, 1894, p. 629.

(2) DESNOS. Indication de la résection de la prostate chez les prostatiques. *IXe Congrès de chirurgie*, Paris, 1895, p. 571.

seulement au cancer presque inopérable, mais à des hypertrophies déjà graves, mais curables, et malgré une gravité opératoire encore considérable, il en est résulté des guérisons complètes, dans certains cas ; dans d'autres, des améliorations notables.

Si donc nous venons à étudier dans ces dernières années, les opérations par lesquelles les chirurgiens ont cherché à lutter et contre l'hypertrophie de la prostate, et contre le cancer, nous verrons que dans les premières observations qu'on rencontre, il s'agit surtout d'ablation de tumeurs malignes volumineuses, souvent adhérentes, parfois ulcérées, entraînant avec elle une redoutable mortalité opératoire.

Dans les cas récents, au contraire, nous verrons des ablations raisonnées d'hypertrophie prostatique.

C'est Billroth (1) le premier qui a, semble-t-il, pratiqué la prostatectomie pour tumeur maligne. Mais, deux mois après, il y avait récidive dans la plaie, et le malade est mort quatorze mois après l'opération.

Dans une autre observation, il ne s'agit en réalité que d'une extirpation à la curette, par la voie périnéale, d'un cancer de la prostate ; sur la voie d'abord, rien de particulier. Le malade mourut de péritonite septique.

Plus tard, Demarquay (2), en France, au cours d'ablations partielles du rectum, eut occasion d'enlever la prostate. Dans un premier cas, il fit une incision périnéo-rectale, et par l'intérieur du rectum enleva un petit cancer qui intéressait la prostate ; il enleva une grande partie de la glande, mais respecta la vessie et l'urètre. Le malade, après divers accidents, guérit de cet évidement glandulaire.

Dans le second, il fit plus largement les choses, il enleva à la fois la prostate, la base de la vessie et la paroi antérieure du rectum, laissant ainsi un immense cloaque ; le malade mourut

(1) Billroth. *Chirurgische Erfahrungen.* Zurich, 1860-67. *Von Langensbeck's Archiv.* Bd X, S. 548.

(2) Demarquay. De l'ablation partielle ou totale de l'intestin rectum avec ablation partielle ou totale de la prostate. *Gazette médicale de Paris*, 1873.

rapidement d'infection purulente. Ce sont là des cas que nous ne pouvions passer sous silence, car on peut dire que Demarquay fut un des précurseurs de la méthode, mais en vérité il ne faut pas aller chercher là d'enseignement opératoire : à l'époque où il opérait, il ne pouvait guère songer à combler les immenses pertes de substance qu'il produisait ; il se livra à des considérations théoriques sur la tolérance relative et respective des muqueuses vésicale et rectale, à l'égard de l'urine et des matières, mais il ne viendrait aujourd'hui à l'idée d'aucun chirurgien de tenter l'établissement d'un pareil cloaque.

Spanton (1), rapporte le cas d'un gros néoplasme prostatique, un sarcome dit-il. C'était une tumeur énorme, puisqu'à son avis il fallait la comparer à une tête de fœtus, engagée dans l'excavation au moment de l'accouchement. Il choisit la voie périnéale et mena à une incision prérectale ; après un décollement rectal qui fut difficile, il cherche à amener la tumeur au dehors ; mais friable, elle se rompit et il en retira un morceau gros comme le poing. Quant au reste, qui filait derrière le pubis, « il n'avait aucune sécurité, dit-il pour l'exciser ; » en effet, et c'est là l'inconvénient de la voie postérieure, on ne sait pas ce qu'on fait en avant ; il laissa ainsi son opération incomplète, tamponnant pour combattre l'hémorrhagie profuse. Son malade succomba le lendemain de l'opération.

Harrison, pratiquant chez un veillard de 64 ans, une taille périnéale, pour calcul, trouva, après l'ouverture de l'urètre, une tumeur qui englobait le col de la vessie : « elle était grosse, dit-il, comme la dernière phalange du pouce ». Il l'enleva par la taille périnéale, mais en réalité il ne pratiqua qu'une énucléation partielle au travers d'une boutonnière de l'urètre membraneux.

C'est encore une ablation de néoplasme que pratiqua Leisrinck (2). Son observation se trouve déjà citée incomplètement

(1) SPANTON. Large sarcomatons tumour of prostate gland; excision; fatal result, remarks. *Lancet*. London, 1882, I. 1032.

(2) LEISRINCK. Tumor prostata : totale extirpation der Prostata. *Archiv für klin. Chir.* Berlin, 1882, XXVIII, p. 578.

dans la thèse de Vignard : et le lecteur la trouvera traduite, in extenso, dans nos observation ; la voici résumée :

Il s'agit d'un homme âgé de 64 ans, qui présentait des phénomènes douloureux et des hémorrhagies rectales, et chez lequel Leisrinck avait porté le diagnostic de tumeur maligne de la prostate ; occupons-nous un peu de son procédé opératoire : il pratiqua une incision courbe prérectale, et put facilement décoller le rectum de la tumeur jusqu'aux limites de celle-ci ; au-dessus de son bord supérieur, il mit facilement à nu la face postérieure de la vessie qu'il incisa délibérement (Il ne dit pas dans son observation, comment il s'assura qu'il ne pouvait pas blesser les orifices urétraux.)

Cependant, il est probable qu'il n'osa pas s'élever, car il note que de petits fragments de tumeurs étaient encore appendus à la vessie ; il les enleva secondairement avec les ciseaux de Cowper.

Puis il pratiqua la suture urétro-vésicale ; il rapporte qu'il put le faire sans trop de tiraillement. C'est un fait noté par tous les opérateurs, et sur lequel nous aurons l'occasion d'insister ; la vessie est très facilement abaissable, et on est tout aussi à l'aise pour la suture que dans une taille hypogastrique par exemple.

Il ne cherche pas à refermer et saupoudre la cavité d'iodoforme.

Le malade meurt le 6 janvier 1882, c'est-à-dire treize jours après l'opération, d'affaiblissement progressif, dit-il.

Nous aurons l'occasion de remarquer que chaque fois qu'après l'ablation de la prostate, on laisse une large cavité anfractueuse, dans laquelle l'urine peut séjourner et s'amasser, le malade meurt rapidement, avec probablement des phénomènes de cellulite pelvienne, foudroyants par leur gravité, comme ceux qu'on rencontre parfois dans les larges ablations du rectum par la voie périnéale.

Cependant, dans le résumé de son autopsie, Leisrinck dit que la loge prostatique ne présentait pas trace d'infection ; il est probable que les phénomènes de résorption l'avaient alors emporté sur les phénomènes de suppuration.

Dans les commentaires qui accompagnent la publication de son observation, Leiskinck défend sa manière de faire : « Ce qui l'a étonné, dit-il, dans les opérations pratiquées avant lui (Billroth et Demarquay), c'est la crainte qu'avaient eu ces auteurs d'ouvrir la vessie (1). » Pourtant on ne peut pas laisser la vessie intacte dans une vraie extirpation totale de la prostate, dit-il, aussi bien à cause de l'adhérence des deux organes qu'à cause du danger de la récidive directe sur les parcelles de la tumeur restées en place.

Au point de vue des néoplasmes, une telle manière de faire peut se défendre, mais nous croyons, qu'au sujet de l'hypertrophie prostatique, il est préférable de pratiquer le décollement vésico-prostatique qui offre de multiples avantages.

Il insiste également sur la libération antérieure de la prostate, facilitée par la section de l'urètre à sa sortie de la glande : c'est là, à notre avis, une chose excellente, et c'est ce qui permet de basculer la prostate, comme nous l'avons fait sur le cadavre.

Il dit enfin qu'il y a avantage à laisser largement ouvert pour éviter l'infiltration d'urine : C'est une méthode qui a sa raison d'être lorsque la vessie n'a pas été refermée, mais il est préférable, à notre avis, de mettre un tube, comme on faisait autrefois dans les tailles et de refermer partiellement.

Stein (2) rapporte deux cas de prostatectomie totale pratiquée dans le service de Czerny, à Heidelberg.

Dans le premier cas, il s'agit d'un malade de 47 ans : il présentait une tumeur solide, occupant le lobe gauche de la prostate faisant saillie dans la vessie. Stein pratiqua une *cystotomie sus-pubienne* et, devant l'impossibilité d'attirer la tumeur en haut

(1) Ce n'est pourtant pas le reproche qu'on peut faire à Demarquay pour sa seconde opération.

STEIN (A.). Ueber die Extirpation der Prostata wegen maligner Neubildungen. *Archiv fur. klin. Chir.* Berlin, 1889, XXXIX, 537.

il fit placer le malade dans la position de la taille. Il pratiqua alors la séparation de la portion membraneuse, la distension des adhérences latérales, de la prostate et de l'adhérence à la symphyse. Puis, saisissant alors la tumeur, en tirant en haut avec des pinces de Museux, il la sépara, avec de forts ciseaux, de la vessie saine ; il nota que ce décollement se fit sans notable hémorrhagie.

Mais la réunion de la vessie à l'urètre fut *impossible ;* en revanche, les extrémités des *uretères* avaient été soigneusement ménagées. Après des phénomènes inquiétants, qui durèrent plusieurs jours, le malade entra en convalescence ; le résultat de l'absence de réunion urétro-vésicale fut que, pendant longtemps, le cathétérisme fut impossible. Il fut enfin pratiqué sous le chloroforme et une sonde à demeure fut laissée ; mais son fonctionnement était médiocre et la fistule abdominale persistait. Le malade fut perdu de vue et mourut neuf mois après l'opération.

Stein publie un second cas d'extirpation totale. Celui-ci fut fait strictement par la voie périnéale. Il avait affaire à une tumeur maligne adhérente au rectum et qui avait même ulcéré la muqueuse sur une petite étendue.

Dès le début, il sectionna l'urètre à la sortie de la prostate et put ainsi l'isoler en avant et sur les parties latérales ; puis, il poursuivit l'isolement de la partie supérieure de la face postérieure.

Dans ce temps, il blessa le cul-de-sac de Douglas, qui fut refermé au catgut ; puis, arrivé sur la face postérieure de la vessie, il tâcha de l'isoler jusqu'aux limites supérieures du trigone et réséqua délibérément tout le trigone. Il ne put réunir que la paroi antérieure de la vessie à la paroi antérieure de l'urètre qu'il laissa ouvert. Le malade mourut, en douze jours, de septicémie, et, à l'autopsie, il put constater qu'au niveau du bord postérieur de la plaie vésicale il avait conservé l'orifice de l'uretère gauche, mais qu'il avait coupé l'abouchement de l'uretère droit qui s'ouvrait directement dans la plaie.

Veerhoogen, de Bruxelles, s'est tout spécialement intéressé à la question de la prostatectomie périnéale. En 1896, il avait fait paraître un premier travail sur l'incision qu'il convenait d'adopter pour la chirurgie prostatique ; il ne s'agissait pas encore d'ablation. Nous citerons son procédé in extenso, parce que c'est un des premiers auteurs qui indiquent nettement l'utilité de la section des releveurs pour pénétrer dans la zone décollable du rectum, et que son étude est postérieure aux travaux de Zuckerkandl (1889) et de Willems (1892), qui sont surtout connus en France. Il commence, du reste, par rappeler leurs travaux ; puis, s'exprime ainsi (1) :

« Moi-même j'ai entrepris l'incision périnéale dans plusieurs affections prostatiques, dont voici l'histoire. Mais, auparavant, je vais donner ma méthode :

Le malade est couché sur le dos. Les membres inférieurs sont fortement écartés et relevés sur l'abdomen.

Le périnée est tourné vers la fenêtre, en pleine lumière. Un coussin est placé sous le sacrum, l'élevant au-dessus du bord de la table. Dans cette position, le périnée se présente bien, la peau est tendue, l'anus est déplissé, ce qui facilite l'incision. De plus, la ligne bi-ischiatique passe deux centimètres au-devant de l'anus au lieu de l'effleurer comme dans la position classique de la taille, d'où nécessité d'avoir recours à la position précédente.

On conduit devant l'orifice anal une première incision transversale d'environ neuf centimètres. Chez les individus qui ne sont pas trop gros, et lorsque les muscles du périnée sont assez développés, on peut sentir nettement, à travers la peau, le sphincter de l'anus, surtout à son extrémité antérieure ; on doit tracer l'incision précisément devant le bord ; on ne doit pas le traverser, mais passer au devant de lui.

Des deux extrémités de cette incision transversale, on tracera deux incisions divergentes en arrière, qui longent le bord interne de la tubérosité ischiatique et la dépassent suffisamment. Ces

(1) Veerhoogen. Ueber den perinealen Lappenschnitt bei Prostata-Operationem. *Centralblatt. f. d. Krankh. d. Harn u. se. Org.* Leipzig, 1896, VII.

incisions obliques doivent avoir à peu près trois ou quatre centimètres, et on doit les pousser dans la profondeur du tissu cellulaire aussi loin qu'on peut. On a ainsi circonscrit l'anus.

On introduit une sonde dans la vessie, et le bord postérieur de l'incision est saisi entre le pouce et l'index introduits dans le rectum. Dans cette situation, on traverse pas à pas avec les ciseaux le septum-périnéal, formé par les faisceaux du releveur de l'anus, du bulbo-caverneux, du transverse superficiel du périnée. Plus on pénètre dans la profondeur, plus on écarte le rectum en arrière, plus on fait écarter et protéger par un assistant le bulbe au moyen d'un écarteur mousse. On doit se souvenir de la courbure périnéale du rectum, et l'on dirige l'incision toujours plus en avant. Surtout on ne doit pas trop s'écarter de la paroi rectale, parce qu'elle touche presque le bulbe, en particulier, chez les vieux malades, chez qui il est toujours augmenté de volume.

Lorsqu'on est arrivé à trois centimètres de profondeur environ, on a atteint le bord supérieur du sphincter, et l'on a complètement séparé le bulbe du rectum. A partir de ce moment, on doit mettre les ciseaux de côté et l'on doit décoller au doigt, car la partie membraneuse de l'urètre et la prostate ne tiennent au rectum que par un tissu cellulaire lâche. C'est là que la sonde introduite dans l'urètre est de grande utilité. Si l'on trouve çà et là une adhérence fibreuse un peu plus dense, il est préférable de la sectionner aux ciseaux, car, par une traction trop forte, on risquerait de déchirer le rectum.

Lorsqu'on a ainsi préparé la face postérieure de la prostate, la plaie forme une profonde fente transversale, que tendent de chaque côté les faisceaux du releveur anal venant du pubis. Ces faisceaux n'apparaissent d'abord qu'*après que* la prostate a été séparée du rectum et, à cause de cela, les deux incisions obliques qui jusqu'à présent n'ont intéressé que la peau et le tissu cellulaire sous-jacent, doivent maintenant diviser, à droite et à gauche, les faisceaux ci-dessus nommés du releveur. Pour cela on prend le bord inférieur du muscle entre l'index et le médius de la main gauche; le rectum est ainsi repoussé en arrière et les faisceaux musculaires tendus ; on les sectionne alors aux ciseaux conduits sur le dos du doigt jusqu'à la profondeur voulue.

Cette section pratiquée des deux côtés, on peut repousser le rectum du côté du sacrum, et la peau et le tissu graisseux situé entre l'anus et l'incision transversale forment un véritable lambeau qui, lorsqu'il est repoussé en arrière, transforme la plaie, jusqu'alors linéaire, en une vaste excavation dans laquelle la prostate apparaît dans toute son étendue.

Si l'on veut aller plus loin et atteindre le bas-fond de la vessie, les vésicules séminales, ou même, comme je l'ai fait dans une opération que je rappellerai plus loin, un point situé plus haut dans la cavité abdominale, on continuera le décollement avec un instrument mousse ou les ciseaux. Plus on pénètre profondément, plus il faut en même temps sectionner la couche correspondante des releveurs. L'aspect anatomique de la plaie présente la forme d'une cavité pyramidale à sommet supérieur.

La paroi postérieure de cette cavité est entièrement formée par le rectum, entourée dans sa partie inférieure du sphincter et des deux côtés par des faisceaux sectionnés du releveur, et le tissu graisseux de la fosse ischio-rectale. La paroi antérieure montre d'abord le diaphragme uro-génital, le bulbe de l'urètre membraneux, la paroi postérieure de la prostate. Les parties latérales présentent un tissu graisseux sous lequel se cache la paroi interne de l'obturateur interne.

Plus on repousse en arrière le lambeau formé par le rectum, moins la cavité pyramidale devient profonde, et on peut ainsi plus facilement atteindre son sommet, ce qui est naturellement un grand avantage dans les opérations sur la partie de la prostate ou du bas fond-vésical très profondément située. La taille du lambeau, en permettant de diminuer considérablement la profondeur du champ opératoire, constitue le grand avantage de mon opération et la distingue de celle de Zuckerkandl et de celle de Dittel.

Pendant l'opération, on sectionne des vaisseaux nombreux, mais peu importants et de gros troncs veineux, notamment les anastomoses qu'on trouve entre le plexus hémorroïdal et le plexus prostatique : l'hémorrhagie s'arrête, du reste, facilement. J'ai opéré de cette façon dans plusieurs maladies de la prostate dont voici l'histoire ».

Suivent trois observations d'abcès de la prostate incisés par cette voie : un cas de phlegmon périprostatique, un cas de tuberculose de la prostate, un cas d'hypertrophie prostatique pour laquelle il pratiqua une résection cunéiforme, sans ouverture de l'urètre avec bon résultat.

Deux ans plus tard, il rapporte une observation d'extirpation totale de la prostate pour carcinome (1) ; il obtint une survie de neuf mois et son observation est instructive à beaucoup d'égards. L'ablation de la tumeur fut simple, étant donnée la large voie dont il disposa par son procédé. L'hémorrhagie ne fut pas grave. Il pratiqua le décollement vésico-prostatique avec de forts ciseaux, décollement au cours duquel il fit une brèche à la vessie de trois centimètres environ, puis il sectionna le col de la vessie, et l'urètre membraneux, faisant ainsi une prostatectomie totale ; il pratiqua facilement une suture urétro-vésicale, mit une sonde à demeure et son malade put, dans la suite, retenir ses urines.

Alexander (2), dans ces dernières années, s'est beaucoup occupé des prostatectomies, et certes c'est l'un des auteurs qui présente la plus grande expérience à ce sujet ; c'est surtout comme cure radicale de l'hypertrophie qu'il a pratiqué ses prostatectomies. Partant également de ce principe que l'hypertrophie de la prostate est une affection locale, il cherche à lever l'obstacle ; il montre l'inconvénient des opérations trop par-

(1) VEERHOOGEN Ueber einen Fall von Totalextirpation der Prostata wagen maligner Neubildung. — *Centralb. für. d. Kranhh. d. Harn. u. Sex. org.* Leipzig, 1898, IX, 19.

2) ALEXANDER (S). Prostatectomy, *New-York, medical Journal*, 1896. LXII, 171 et The radical treatment of prostatic enlargement by prostatectomy. *Medical Record* New-York, 1896, II, 841

tielles qui, pour n'enlever que strictement l'obstacle, exposent le patient aux récidives; il fait une judicieuse distinction entre les cas qui nécessitent l'opération et ceux dans lesquels un sage cathétérisme donne de bons résultats. Notre maître, le professeur Guyon, nous a souvent montré du reste combien sont grandes les ressources du cathétérisme, mais il est des tumeurs tellement différenciées, que dans ces cas l'opération s'impose. Mais à côté des nécessités d'une opération large, Alexander insiste sur l'avantage qu'il y a à causer un dommage minimum à la vessie et à l'urètre.

Avant de passer à la description de son procédé, il montre les avantages et les inconvénients de l'opération de Mac Gill (on

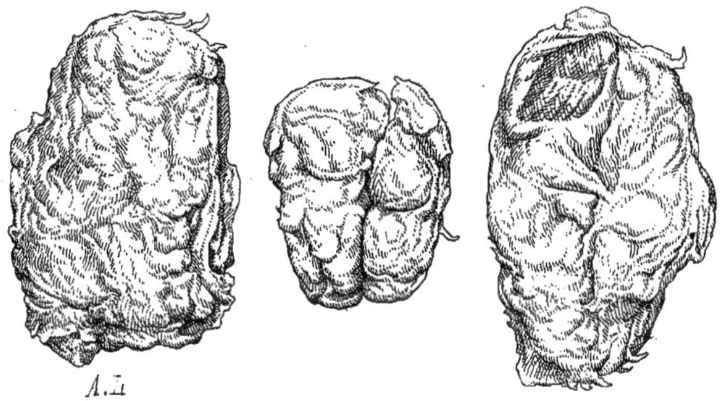

FIG. 1. — Hypertrophie latérale et médiane enlevée par Alexander (obs. VIII) (Gr. natur.) (1).

sait que c'est une ablation très étendue de la prostate par la méthode intra-vésicale); la muqueuse vésicale est incisée, au niveau du trigone, et par cette voie, la prostate est énucléée dans les plus grandes limites possibles : mais la vaste poche sous-vésicale qui résulte de l'extirpation de la prostate est insuffisamment drainée par l'ouverture sus-pelvienne et le danger des résorptions septiques est considérable. C'est pour remédier

(1) Cette figure et les trois suivantes sont des reproductions exécutées par M. Leuba, d'après les dessins qu'Alexander a publiés dans le *New-York medical Journal. (Loco citato.)*

à cela que Belfield ouvre l'urètre membraneux et pratique un drainage périnéal. De cette double incision devait naître la mé-

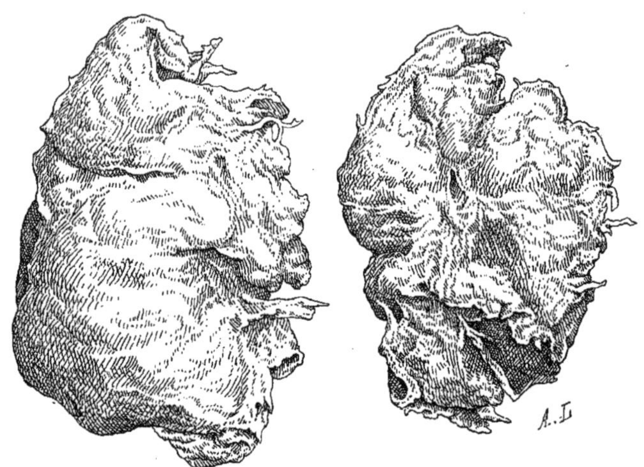

FIG. 2. — Les 2 lobes latéraux enlevés par Alexander (obs. XI). (Grand.natur.)

thode combinée, et Belfield l'employa dans le sens périnéo-hypogastrique peut-on dire ; il se servait de l'incision périnéale pour

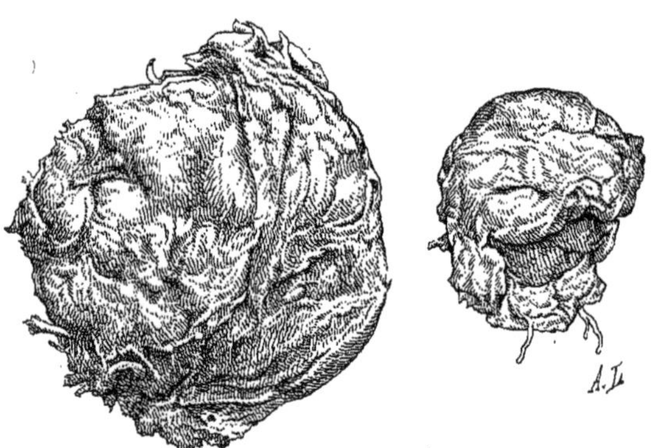

FIG. 3. — Hypertrophie latérale et médiane enlevée par Alexander (obs. XII) (Gr. natur.)

refouler en haut la tumeur, surtout les lobes latéraux, lorsqu'ils sont hypertrophiées, et permettre ainsi une facile ablation transvésicale. C'est de là qu'Alexander a tiré sa méthode, mais en la renversant en quelque sorte, il dit en effet qu'on pouvait faire trois objections à la méthode de Belfield :

1° La muqueuse de la vessie et celle de l'urètre prostatique

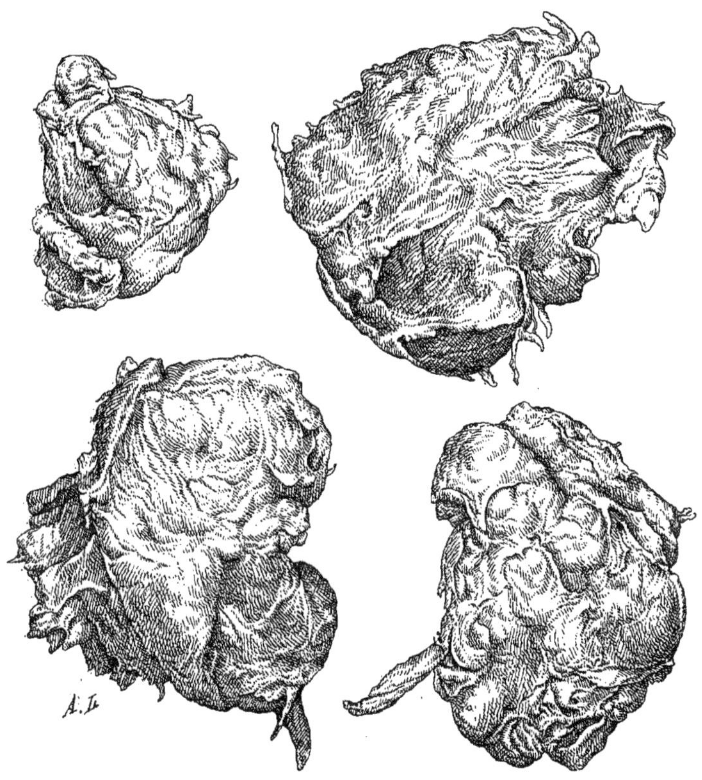

FIG. 4. — Les 2 lobes latéraux et hypertrophie médiane, avec saillie intravésicale enlevés par Alexander (obs. XIII) (Grand. natur.)

sont coupées d'un bout à l'autre et plus ou moins abîmées et meurtries ;

2° L'hémorrhagie est souvent grave et exige un tamponnement ;

3° L'espace mort sous-vésical se remplit d'urine ; il est impossible à drainer au moyen d'un drain sus-pubien, et même le drainage périnéal n'est que rarement tout à fait efficace, car il faut que le drain soit exactement placé au point déclive, ce qui est fort difficile. Voici in extenso la description de son procédé :

« Le malade est préparé, et purgé. On lui a administré, le matin même, un lavement copieux. La vessie est lavée, immédiatement avant l'opération, au moyen d'une solution de nitrate d'argent (1 p. 6,000). Le contenu est évacué au moment de l'opération, puis la vessie distendue au moyen d'une injection de solution de Thiersch. Dix onces (1) suffisent, la plupart du temps, pour l'élever au-dessus du pubis. Pas de ballon de Pétersen.

« On pratique l'incision de la taille hypogastrique entre les muscles droits ; deux fils d'attente sont passés dans la paroi vésicale ; puis celle-ci est ouverte juste assez pour laisser passer deux doigts. La cavité vésicale et les portions saillantes de la prostate sont alors examinées ; ensuite on place, sur l'ouverture sus-pubienne, de la gaze pour la couvrir, et le malade est mis dans la position de la taille. Un cathéter est poussé jusque dans la vessie et maintenu par un aide. L'opérateur pratique alors une incision périnéale médiane, et par cette voie vient ouvrir l'urètre de l'extrémité postérieure du bulbe jusqu'à la pointe de la prostate ; ce temps doit être fait très complètement. Le chirurgien se lave alors et se désinfecte soigneusement les mains.

« Deux doigts de la main gauche sont alors introduits dans la vessie, par l'ouverture sus-pubienne et servent à refouler la prostate du côté du périnée.

« Le chirurgien se met alors, avec l'index droit, à énucléer la prostate qui est entièrement poussée à travers l'ouverture périnéale. L'enveloppe prostatique externe est alors déchirée, au moyen du doigt, juste au-dessous de l'urètre prostatique, et la glande entière décortiquée par cette sorte de dissection digitale. La membrane muqueuse de la vessie et de l'urètre prostatique, ainsi que la couche musculaire sous-jacente, est éraillée, mais n'est pas ouverte. On commence par extraire les lobes droit et

(1) C'est-à-dire environ 300 grammes.

gauche; puis, s'il y a une tumeur médiane, celle-ci peut être propulsée en bas à travers la plaie périnéale et énucléée de la même manière. Durant l'énucléation, la prostate est attirée vers le périnée au moyen de pinces. Après l'enlèvement de toute la tumeur, la plaie est lavée avec une solution de bichlorure au 1 p. 5000. Un tube périnéal est introduit dans la vessie, et un tube en caoutchouc, de grosseur moyenne, placé dans la vessie au-dessus du pubis : la partie supérieure de la plaie sus-pubienne est alors suturée.

« Après le seconde semaine, on commence à cathétériser le malade, et Alexander considère que la plaie périnéale est normalement guérie au bout de cinq semaines.

« Il trouve comme avantages à son procédé :

1° L'hémorrhagie est très diminuée.

2° Les muqueuses de la vessie et de l'urètre prostatiques sont laissées intactes.

3° On a un drainage excellent de la vessie. »

A côté du procédé d'Alexander, nous devons dire deux mots du procédé de Nicoll (1); Alexander, du reste, en parle en lui comparant son opération. C'est également une prostectomie par voie combinée ; mais Nicoll n'ouvre pas du tout l'urètre, se contentant de placer une sonde à demeure après l'opération : au lieu de pratiquer en quelque sorte une énucléation sous-capsulaire de la prostate, il pratique une extirpation extra-capsulaire, et il tamponne à la gaze la loge prostatique ainsi béante. Mais Nicoll reconnaît que sa voie n'est pratique que pour l'extirpation des lobes latéraux ; il recommande l'extirpation sus-pubienne du lobe médian, lorsqu'il est hypertrophié. Alexander fait suivre la description de son procédé d'une série de 8 cas, avec 2 morts. Dans les 6 cas heureux, il eut comme résultat un complet rétablissement de la miction volontaire. Et de ce ces 6 malades, 5 vident maintenant *leur vessie complètement*. Le sixième seul a du résidu, et encore de 6 drachmes (2) seulement.

(1) Nicoll. *Lancet*, avril 1894.
(2) Cela fait environ 18 grammes.

Il a enlevé les lobes latéraux dans certains cas, la prostate en entier, dans d'autres ; parfois, des tumeurs saillant dans la cavité vésicale et, fait très intéressant, jamais la muqueuse de l'urètre prostatique ne fut ni coupée, ni déchirée.

Les suites opératoires furent habituellement simples. Les malades gardèrent ordinairement le lit pendant trois semaines et, dans tous les cas, les deux plaies périnéales et supra-pubiennes furent caractérisées à la fin de la cinquième semaine.

Dans un cas où il y avait eu ablation de quatre grosses masses prostatiques, le malade eut une incontinence partielle pendant plusieurs semaines, mais plus tard il put retenir ses urines dans de bonnes conditions.

En somme, il n'eut jamais à combattre de grosses hémorrhagies. Alexander expose lui-même les avantages de son procédé qu'il énumère ainsi :

1° La prostate est complètement enlevée par énucléation ;

2° Les muqueuses de la vessie et de l'urètre sont respectées ;

3° L'hémorrhagie est réduite au minimum ;

4° On obtient un drainage complet et efficace ;

5° Le temps demandé par des mains exercées, pour pratiquer l'opération, est relativement court.

Suit l'énumération de 8 cas, qu'on trouve plus loin.

Hotchkiss (1) rapporte deux cas de prostatectomie, un par la voie sus-pubienne, qui ne nous arrêtera pas, et un par énucléation périnéale, après ouverture de l'urètre membraneux : dans ce dernier cas il eut un résultat excellent, et cependant son malade était entré avec des phénomènes de cystite grave ; dans ce cas il est évident que le drainage périnéal a eu un excellent résultat sur la cystite.

Il est enfin paru cet été une très intéressante observation de Baudet (2), que ses travaux antérieurs sur l'ablation des vésicules

(1) HOTCHKISS. Report of two successful cases of prostatectomy. *New-York medical Journal*, 1897, LXV, 10.

(2) BAUDET. Ablation d'une prostate hypertrophiée. *Gaz. hebd.*, 6 août 1899.

séminales désignait naturellement pour pratiquer en France une ablation anatomiquement réglée de la prostate. Il semble que son malade présentait plutôt une prostate tuberculeuse qu'une hypertrophie vraie, mais au point de vue opératoire, cela importe relativement peu.

Il fait suivre son article de réflexion de médecine opératoire que nous allons analyser. Il s'est préoccupé d'une incision qui lui donne beaucoup de jour, et pour cela a choisi l'incision en Y, à branche médiane, sur le raphé ano-bulbaire : les branches latérales passent sur les côtés de l'anus à deux centimètres de son bord. Puis il insiste sur l'utilité qu'il y a à reconnaître le bord des releveurs ; il les met successivement en évidence en faisant rétracter le rectum par l'aide, alternativement à droite et à gauche. Ici nous le citons textuellement :

« L'aide, exerçant une traction sur les pinces qui ferment l'anus, attire le rectum vers la gauche du malade et tend le releveur du côté droit. L'opérateur incise ce muscle près du rectum jusqu'à ce qu'il voie l'aponévrose supérieure de ce muscle. Il incise d'avant en arrière la partie moyenne du muscle, en respectant les faisceaux postérieurs ano-coccygiens et surtout en avant, les fibres les plus internes qui s'insèrent sur la face antérieure du rectum.

« Après avoir fait cette incision à droite, on l'exécute de la même façon à gauche.

« L'opérateur glisse son pouce gauche sous le faisceau antérieur du releveur droit, de telle façon qu'il soit placé entre le releveur et le rectum ; il passe ensuite son index gauche entre le faisceau antérieur du releveur gauche et le rectum, de telle sorte que le raphé ano-bulbaire et les deux faisceaux antérieurs du releveur soient pincés entre le pouce et l'index de l'opérateur et se trouvent séparés de la paroi rectale par ces deux doigts. On incise alors le raphé ano-bulbaire, c'est-à-dire tout l'ensemble fibro-musculaire compris entre les deux faisceaux antérieurs du releveur, sans inciser ces faisceaux.

« *Décollement de l'espace prérectal.* — C'est alors que l'on effondre l'espace prérectal. Pour cela, on fait tendre le rectum en arrière; puis déposant son bistouri, on insinue la pulpe de l'index entre les faisceaux du releveur en l'engageant en haut et en avant vers la prostate.

« On voit apparaître successivement la prostate et toute la région prostato-péritonéale. Ce temps s'exécute très facilement et sans danger, à la condition de ne pas s'égarer en arrière et de ne pas pousser le doigt qui décolle vers la paroi rectale.

« Lorsque le décollement est terminé, on a créé une cavité spacieuse, profonde de 3 à 4 centimètres, limitée en avant par la prostate et les vésicules, les canaux déférents et le triangle interdéférentiel ; en arrière, par le rectum ; en bas par le cul-de-sac péritonéal ; latéralement, par les cloisons sagittales du rectum. Cette dernière désignation s'applique à l'ensemble des faisceaux antérieurs du releveur, à son aponévrose supérieure, à la gaine conjonctive qui soutient les vaisseaux hémorrhoïdaux moyens. Cette cloison antéro-postérieure, aplatie transversalement, se tend lorsqu'on tire le rectum en arrière. C'est elle qui retient encore le rectum appliqué contre la face postérieure de la prostate, mais libre de toute attache avec cet organe.

« *Section de la cloison sagittale du rectum.* — Il suffit de mettre une ou deux pinces sur cette lame sagittale, très près de la prostate, et de la couper de haut en bas avec des ciseaux. A ce moment, le rectum entièrement libéré sur sa face antérieure, s'écarte de la région prostato-péritonéale et retombe sur le coccyx. La prostate est alors largement à découvert. »

Après cette ouverture méthodique de la loge prostatique, l'auteur extirpe successivement chacun des lobes après incision sur la ligne médiane postérieure de la capsule prostatique : lorsqu'il a ainsi évidé la loge prostatique, il pratique une sorte d'éversion de la capsule et vient la suturer au plan des releveurs pour faire une sorte de vésico-fixation destinée à combattre le bas-fond. Puis il reconstitue le périnée en resuturant les releveurs sectionnés.

Dans l'observation qu'il rapporte, après quelques incidents sans gravité, son malade a guéri.

Le 20 octobre 1899, enfin, Doyen a communiqué au *Congrès de chirurgie*, l'opération d'un malade auquel il pratiqua et une laparotomie et une prostatectomie pour le traitement de fistules tuberculeuses du petit bassin, de pelvi-péritonite chez l'homme. Il ouvrit à la fois sur la ligne médiane et le périnée et la face antérieure du rectum et vint facilement extraire la prostate par cette voie. Nous retenons cette observation surtout à cause de la suture urétro-vésicale qui y est rapportée. Il y fait également mention d'un second cas où cette suture urétro-vésicale fut appliquée.

Lorsqu'on vient de lire les observations de ces différents auteurs, il est une chose qui frappe tout d'abord : c'est la gravité effrayante de l'opération, dans les cas de tumeur maligne ; quant aux opérations pratiquées dans l'hypertrophie, la mortalité de deux cas sur huit, d'Alexander, quoique sérieuse, ne peut être prise au pied de la lettre, étant donné le peu de cas opérés. Il fallait s'y attendre; en dépouillant ces observations de cancers de la prostate, qu'est-ce qu'on y trouve? Des malades habituellement en mauvais état général, qui réclamaient l'opération à cause de leurs douleurs ; des tumeurs volumineuses au toucher, souvent adhérentes, parfois ulcérées ; et à ces conditions déjà mauvaises se joint souvent l'emploi d'un manuel opératoire encore mal réglé amenant forcément avec lui une hémostase insuffisante. En un mot, on a là, comme ailleurs, commencé par opérer des cas à un stade où certainement on ne les laissera plus arriver dans quelques années. L'ablation précoce de tout cancer au début, de toute hypertrophie suspecte, va donc bénéficier par conséquent d'un abaissement considérable de la mortalité. Quant aux opérations dirigées contre l'hypertrophie, ce qu'il est intéressant de constater, c'est que non seulement elles ont amené une guérison en supprimant l'obstacle mécanique, mais encore que, pratiquées tardivement, à une époque où l'appareil urinaire était déjà infecté, elles ont amené une atténuation des symptômes, une désinfection excellente de la vessie grâce au très complet drainage périnéal dont elles sont accompagnées.

Voilà pour les résultats. Voyons les enseignements opératoires qu'il est permis de retirer de l'expérience de ces maîtres.

Dans ces conditions, il faut en premier lieu discuter et critiquer la façon dont les auteurs ont compris les voies d'abord de la prostate. Nous laisserons volontairement de côté la voie abdominale aussi bien transvésicale que transpéritonéale. Nous allons voir dans quelles limites l'accès par le périnée nous est ouvert. Il est nécessaire avant tout d'avoir une voie très large ; il faut aussi ne pas travailler dans la profondeur ; or la taille prérectale qui se trouve être à la base de toute une série d'incisions prostatiques, nous donnera un champ opératoire limité en avant par le bulbe, en arrière par le rectum ; beaucoup d'auteurs ont cherché un procédé pour éloigner le rectum. C'est ainsi que Veerhoogen, dans cet article paru dans le *Journal de Nitze*, de 1896, que nous citons plus haut, a employé des incisions libératrices.

Lorsque, dans un travail antérieur (1), nous avons étudié quelques modifications apportées au procédé de Dittel (2), nous avons cherché à simplifier le tracé en ne faisant qu'une seule incision latérale de dégagement ; en vérité, nous avons toujours pu dans ces conditions décoller suffisamment le rectum, et il nous a semblé que la blessure totale des nerfs sphinctériens était moins à craindre.

Doyen, dans un cas, est arrivé sur la prostate par la voie transrectale, renouvelant la conduite de Demarquay.

Il est vrai que son malade avait une fistule prostato-stercorale, qui indiquait tout naturellement cette voie. Mais il rappelle, de

(1) Gosset et Proust. Prostatectomie périnéale. *Annales des organes génito-urinaires*, 15 janvier 1900.

(2) Dittel (von). Prostatectomia lateralis. *Wien. klin. Woch.*, 1890, III, 364.

plus, que l'incision médiane de la paroi antérieure du rectum et du périnée donne une voie d'abord excellente sur les organes pelviens. Ce qui est certain, soit que l'on emploie la voie périnéo-rectale, ou périnéo-pré-rectale, c'est que l'on arrive facilement non seulement sur la prostate, mais sur les vésicules séminales et le bas-fond de la vessie avec la plus grande facilité. La voie est large en arrière, à cause du refoulement du rectum; on agrandit l'accès de la loge prostatique en sectionnant les bords internes des releveurs de l'anus ; dans ces conditions l'accès de la face postérieure de la prostate est excellent; c'est très bien pour procéder à l'extirpation extra-urétrale de la prostate, mais lorsqu'on veut réséquer dans une certaine mesure l'urètre prostatique, il est préférable d'avoir une incision plus antérieure.

En somme, les opérateurs ouvrent tous sur la face postérieure de la prostate, en se donnant du jour soit surtout en arrière : incisions libératrices ; soit surtout sur ses côtés : section des releveurs. De ces divers procédés, celui qui nous paraît ouvrir le plus méthodiquement la loge prostatique, c'est le procédé de Baudet. On cherche alors à abaisser la prostate et à couper ses attaches ; ici deux méthodes : ceux qui ouvrent délibérément la vessie, comme Leisrink et Stein ; mais comme ils n'ont pas de point de repère précis, ils sont exposés à ouvrir l'uretère, ce qui est arrivé à Stein; ceux qui cherchent à séparer aux ciseaux la vessie de la prostate, comme Veerhoogen.

Cet isolement de la prostate, par en arrière, arrive en somme habituellement à se compléter, sauf dans les cas de Spanton; là, l'inconvénient de l'abord uniquement postérieur de la prostate apparaît nettement.

Quoi qu'il en soit, si nous passons au troisième temps opératoire : réunion de l'urètre à la vessie, nous voyons que les auteurs ne signalent pas de difficultés, sauf dans les cas de perte de substance étendue de la vessie.

Lorsque cette réunion a été pratiquée, et une sonde à demeure posée, même si la suture lâche, il y a réfection secondaire d'un nouveau canal et le malade reste facile à cathétériser.

Autre résultat, physiologique celui-là, le malade présente de la continence.

Tels sont les enseignements qu'on peut tirer de la méthode périnéale. Quant à la méthode combinée, malgré les brillants résultats d'Alexander, nous ne nous sentons que peu attiré vers elle, justement parce que c'est une méthode combinée et qu'en chirurgie générale, la simplicité d'une seule voie est toujours préférable ; mais il y a dans son opération des choses excellentes et qu'il faut retenir ; aussi bien Hotchkiss, qui a pratiqué l'énucléation prostatique à la manière d'Alexander, sans accompagnement d'incision sus-pubienne, a eu un très beau résultat.

Retenons donc d'Alexander, l'excellence de l'énucléation sous-capsulaire, les avantages de l'ablation prostatique sans ouverture de la vessie ni de l'urètre, les résultats du drainage périnéal. Nous rappellerons à ce propos, car nous comptons dans certains cas employer comme complément de la prostatectomie totale un drainage vésico-périnéal, que, par les simples prostatotomies accompagnées de tunnellement de la prostate, au moyen de son large drain, Harrison a obtenu une série de succès très importants, très démonstratifs.

CHAPITRE IV

Manuel opératoire.

Nous allons maintenant exposer l'ensemble des manœuvres qui, à la suite de nombreuses répétitions sur le cadavre, nous ont paru constituer le procédé de choix.

Position du malade. — Celle-ci a une assez grande importance : le malade doit être placé dans la position de la taille légèrement modifiée, c'est-à-dire qu'il faut que le périnée regarde obliquement vers l'opérateur et en haut. On arrive à ce résultat, ou en plaçant un coussin très volumineux sous le sacrum du malade (à l'amphithéâtre, nous employons un billot), ou bien en mettant le malade sur un plan incliné très relevé. Dans la première position, le chirurgien est assis, dans la seconde il monte debout sur un marche-pied. La première position nous paraît préférable à cause de la facilité qu'a l'aide pour tenir le rétracteur antérieur. Avant de commencer l'opération, il est bon, mais non indispensable, de mettre un cathéter dans l'urètre.

Tracé de l'incision. — On trace alors une incision en forme de V de la manière suivante : Une des branches du V court tout le long de l'arcade ischio-pubienne du côté gauche, l'autre réunit les deux ischions en passant à un centimètre devant l'anus ; en avant, on pénètre dans l'interstice qui sépare l'ischio-caverneux du bulbo-caverneux. Ceci fait, on suit le bord postérieur du transverse superficiel et on l'isole de ses connexions avec le sphincter externe de l'anus.

Section du périnée antérieur. En même temps, continuant à relever le lambeau cutané, on cherche à délimiter l'extrémité postérieure du bulbe : on l'isole à ce niveau de l'extrémité antérieure du sphincter ; ainsi se trouve divisé le noyau musculaire du périnée, le raphé prérectal. On porte alors l'extrémité postérieure du bulbe en avant et à droite, et on tend ainsi à gauche le transverse superficiel, il est sectionné : on coupe habituelle-

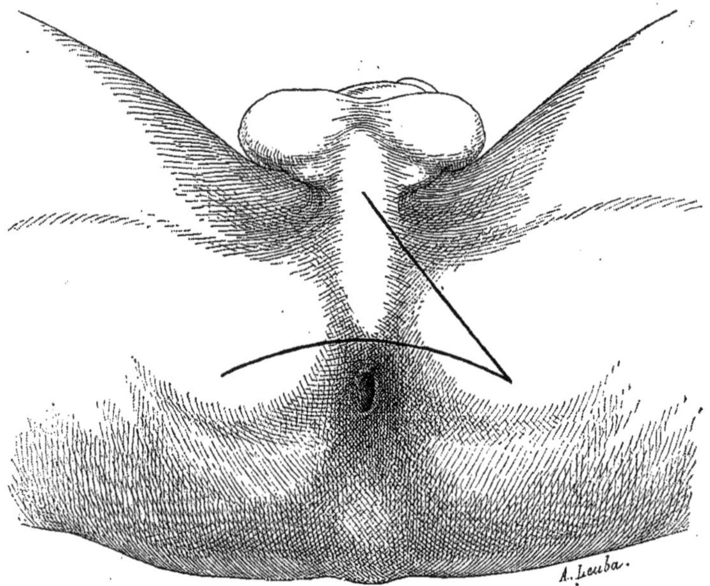

FIG. 5. — Tracé de l'incision.

ment à ce moment la périnéale superficielle, elle est pincée et les deux bouts en sont liés.

Puis, continuant d'écarter le bulbe, on a sous les yeux le transverse profond tendu : on le sectionne entre deux pinces ; il faut avoir soin que l'incision ne dépasse pas la face antérieure de l'urètre pour être certain de ne pas blesser la branche terminale de la honteuse droite, difficile à pincer à ce niveau.

Dès qu'on relève la lèvre externe du diaphragme uro-génital, on tombe sur le bord interne du releveur du côté gauche. On se guide alors sur le bord de ce muscle ; le pinçant entre le pouce et l'index, on le suit jusqu'à la partie antérieure du rectum, le reste du raphé pré-rectal sectionné ; en repoussant le rectum en arrière, on tend également le releveur du côté opposé.

Décollement rectal. — Dans l'écartement des deux releveurs,

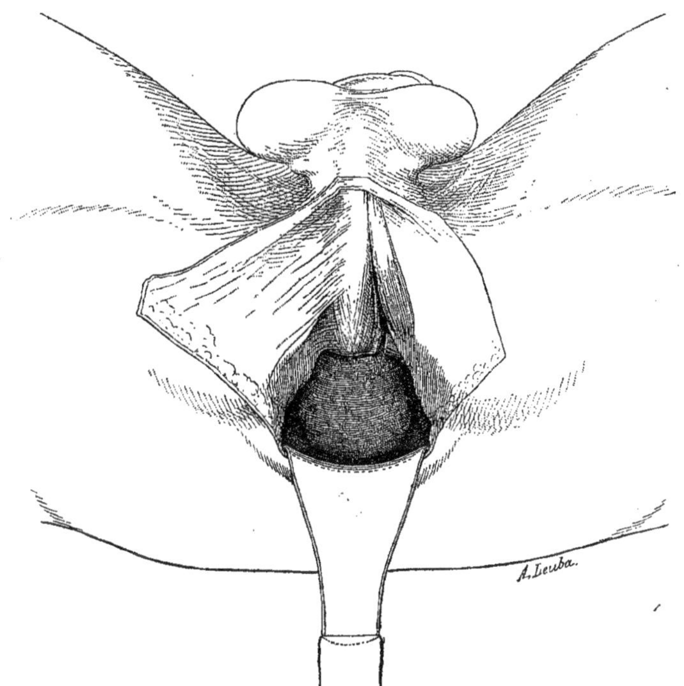

FIG. 6. — Le sphincter externe est détaché du bulbe, le transverse superficiel sectionné.

on amorce le décollement rectal, en se portant aussi en avant que possible ; c'est la meilleure manière de trouver un plan de clivage directement contre la prostate. Il n'y a pas de danger de blesser le bulbe rétracté, et l'insertion du feuillet postérieur de la loge prostatique au raphé pré-rectal ayant été détruite, il faut pénétrer d'emblée dans la loge glandulaire.

On place alors une grande valve rectale qui ne doit plus bouger jusqu'à la fin de l'opération, et qui sert à protéger l'intestin. On continue alors le décollement le plus loin possible

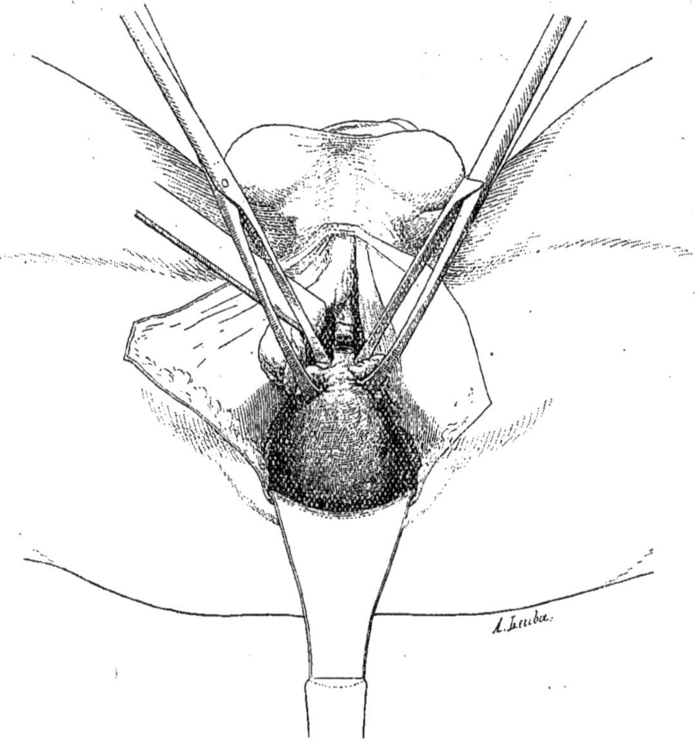

FIG. 7. — Section de l'urètre.

en haut, et on met complètement à nu la face postérieure de la prostate et les vésicules séminales.

Section de l'urètre. — Ce temps achevé, on commence alors à relever la lèvre interne du plancher uro-génital ; ce faisant on tend l'urètre membraneux et on le voit pénétrer au bec de la prostate : on le voit en opérant et on le sent lorsqu'on se sert d'un cathéter ; en tout cas, il y a avantage à ne pas le disséquer de trop près pour respecter son sphincter strié ; mais en haut on cherche à le dégager, à l'énucléer de la prostate, le plus haut possible. Lorsqu'on est arrivé aux termes de ce décollement on le sectionne transversalement. On rabat alors complètement à droite de la ligne médiane le bulbe et l'urètre membraneux.

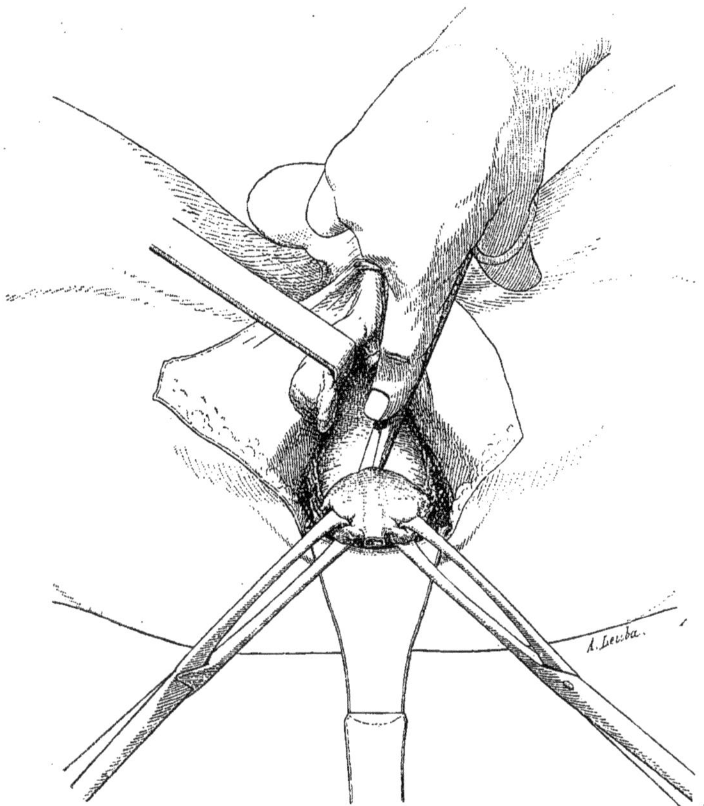

FIG. 8. — Bascule de la prostate ; section du col.

La face profonde du lambeau est recouverte de gaze aseptique, et la large ouverture de la loge prostatique est assurée par une valve antérieure et deux valves latérales ; sur la partie inférieure de la prostate, de chaque côté du point où l'on a pratiqué la section urétrale, on place alors deux pinces de Museux, ou mieux, deux solides pinces à morcellement : elles vont servir à produire la bascule de la prostate, ce qui constitue, à nos yeux, le temps capital de l'opération.

Bascule de la prostate. — Jusqu'ici, ce qui s'offrait au regard de l'opérateur, c'était la face postérieure de la prostate ; tirant

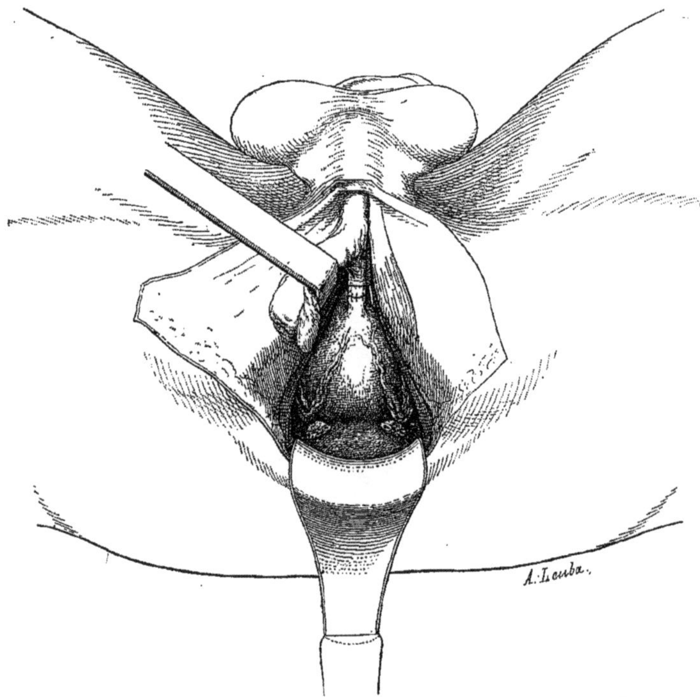

Fig. 9. — Suture urétro-vésicale. Ligature des pédicules.

énergiquement sur les pinces en arrière, on amène en bas la face antérieure de la glande. (V. fig. 8.) Maintenant, basculant successivement le sommet de la prostate en arrière, à droite et à gauche, on explore suffisamment les diverses faces de la glande et, incisant en bas la capsule de revêtement de la glande, on la décortique graduellement au doigt ou avec un instrument mousse.

On arrive ainsi à relever au niveau de la base de la glande, sur les côtés de la vessie, une sorte de collier : dans cette sorte de capsule ainsi refoulée se trouvent de nombreuses veines ; si elles n'ont pas été ouvertes, on peut les laisser ; mais, s'il se produit une hémorrhagie à ce niveau, le mieux est de placer

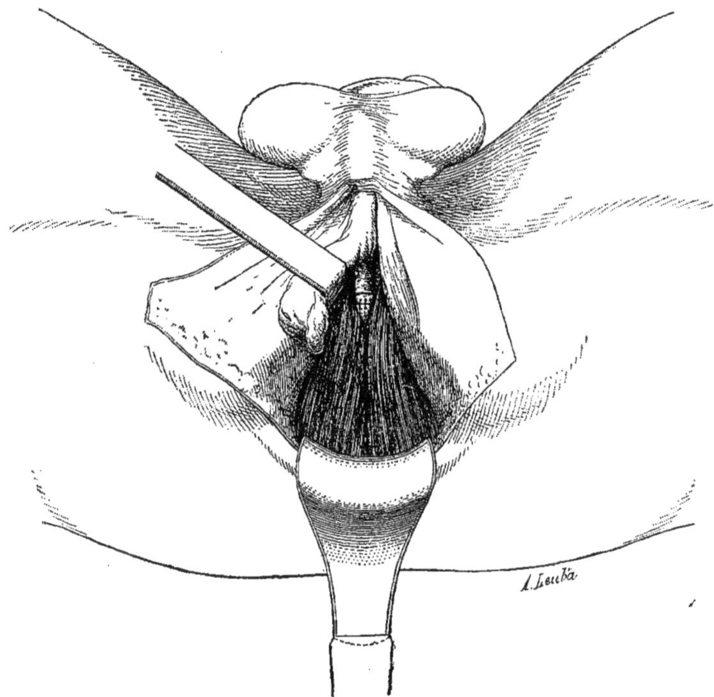

FIG. 10. — Suture des releveurs.

deux catguts, un au bord antérieur, l'autre au bord postérieur de la prostate, et de les réséquer entre ces deux ligatures.

Décollement vésico-prostatique. — Quand l'extrémité *antérieure* de la base de la prostate au niveau de l'adhérence vésicale a été ainsi prise à nu, il convient de sectionner transversalement l'urètre quelques millimètres au-dessous de son implantation vésicale, en ayant soin de placer un fil d'attente; et, tirant alors sur les pinces, de basculer la prostate en continuant d'avant en arrière le décollement vésico-prostatique, qui se fait très facilement sur le cadavre. Pendant ce temps, l'aide insinue la vulve antérieure entre la vessie et la prostate, tendant ainsi la paroi vésicale. Bientôt la prostate est complètement détachée de la vessie. Le doigt peut alors remonter librement sur sa face antérieure et sa base, sur sa partie postérieure; elle se présente, en somme, sous forme d'une tumeur ayant une paroi antérieure et une paroi postérieure également libre et ne tenant plus que par ces deux angles supérieurs. A ces angles arrivent, en effet, de chaque côté le canal déférent, le vésicule séminale, des artères et des veines: c'est là que nous ferons les pédicules. (Planche I.)

Hémisection prostatique et ligatures des pédicules. — Pour pouvoir les amener nettement sous les yeux il peut être bon de pratiquer alors l'hémisection de la prostate; puis, on saisit l'une des moitiés et, l'attirant progressivement, on fait des ligatures séparées sur le déférent, la vésicule et les vaisseaux (ablation *ad libitum* des vésicules séminales). On peut également ne pas pratiquer de section de la prostate: on commence alors, en remontant sur la face latérale gauche de la prostate, le plus facilement accessible, par faire le pédicule de ce côté; puis, basculant une fois celui-ci, on va faire la ligature du côté opposé, comme dans le procédé américain pour l'hystérectomie abdominale.

La prostate ainsi enlevée, on procède à une toilette minutieuse du champ opératoire; si la vessie a été blessée au cours du décollement de la prostate, on la referme par quelques points de suture; d'autres fois, elle a été délibérément ouverte dans les cas que nous avons précédemment indiqués. On refait alors une suture médiane méthodique.

Suture urétro-vésicale. — Puis l'urètre membraneux est alors rapproché de l'amorçe vésicale et la suture est pratiquée. Nous faisons remarquer dès maintenant, comme on peut s'en rendre compte sur nos figures, et comme il est facile de s'en rendre compte sur le cadavre, que la vessie est absolument sous la main de celui qui opère et que la suture urétro-vésicale peut être faite sans le moindre tiraillement. Pour la faire dans de bonnes conditions, ce qui est très important au point de vue des suites opératoires, on commence par reconstituer la partie antérieure, au moyen des fils d'attente qui ont été préalablement passés. Puis une sonde à demeure est placée jusque dans la vessie, et sur elle on reconstitue la paroi urétrale, en ayant bien soin que les points ne soient pas perforants.

Nous avons pratiqué cette suture sur le cadavre dans de bonnes conditions : Veerhoogen l'a pratiquée deux fois sur le vivant et sans indiquer exactement la technique à laquelle il a eu recours, il ne semble pas avoir rencontré de très grandes difficultés. Doyen enfin a eu occasion également de suturer l'urètre à la vessie dans une ablation de prostate, mais il n'a eu à suturer que la partie postérieure de l'urètre ce qui est incontestablement plus facile.

Lorsque cette suture est terminée, il reste à combler la loge prostatique ; pour cela des catguts profonds sont passés d'un releveur à l'autre, et avant de les nouer on place un petit drain de sûreté qui sera retiré au bout de vingt-quatre heures, petit drain qui va jusqu'au contact de la suture urétro-vésicale.

Suture des releveurs. — Il s'agit maintenant, en adossant les releveurs sur la ligne médiane, et de combler en partie la loge prostatique et de fournir un point d'appui à la vessie. Pour cela, on commence par retirer la valve rectale de la profondeur, mais on continue à écarter fortement l'anus pour tendre les bords des releveurs ; on commence à les suturer dans la partie postérieure de la plaie, et on continue d'arrière en avant jusqu'à ce que l'on soit arrivé au contact de l'urètre. Puis on fait immédiatement, traversant la peau, passer des fils profonds qui viendront intéresser la nappe musculaire ainsi constituée ; reprenant méthodiquement les deux lèvres du diaphragme uro-génital, on les suture à leur base, ou lorsque c'est trop difficile, on les suture aux releveurs. Puis, dans un demi-surjet par étage, on réunit le sphincter de l'anus et le transverse. Sur la partie latérale gauche, sort le drain de sûreté que l'on a placé.

On fait encore un surjet par étages de tous les plans qu'on rencontre. On rabat alors le lambeau angulaire ; nous croyons qu'il est bon de le traverser de points profonds qui viennent intéresser le releveur de l'anus.

Cette manière de procéder présente, à notre avis, plusieurs avantages : la section précoce de l'urètre permet d'isoler la prostate sur tout son pourtour, si bien que le décollement vésico-prostatique peut être pratiqué d'arrière en avant. Cela permet d'éviter à coup sûr la blessure des uretères, car bien avant d'arriver aux limites postérieures du trigone, le décollement se fait facilement au doigt ; de plus, lorsque la vessie est ainsi isolée, la confection des pédicules se fait dans de très bonnes conditions.

Conservation de l'urètre prostatique. — Lorsque, immédiatement après la première section de l'urètre, l'exploration de la face antérieure de la prostate permet de reconnaître l'intégrité urétrale, on pourra modifier légèrement le temps de l'isolement de la prostate de la manière suivante :

On remontera à la face postérieure de l'urètre, sculptant l'urètre dans la prostate jusqu'au niveau de l'implantation de l'urètre dans la vessie, et là on pratiquera le décollement comme précédemment.

Nous croyons que ce décollement artificiel de l'urètre ne doit pas présenter d'inconvénient. Du reste, dans une série d'opérations d'Alexander, que nous citons plus loin, c'est ainsi qu'il fut procédé : il employait la méthode combinée qu'il préconise, il est vrai ; mais nous croyons qu'un court explorateur introduit dans le bout supérieur de l'urètre donne au moins autant de facilité pour l'isolement de l'urètre et de la prostate que le procédé d'énucléation qu'il emploie.

Au point de vue anatomique, nous sommes aussi facilement arriver sur des préparations, à séparer complètement la prostate de l'urètre, et même à sculpter le canal éjaculateur dans l'intérieur de la prostate.

Pour pouvoir isoler l'urètre, le mieux sera d'introduire dans le bout supérieur, immédiatement après sa section, un court explorateur métallique, qu'on tiendra de la main gauche pendant que la main droite maniera les ciseaux. — Une telle manière de faire laissera l'intégrité de l'urètre prostatique et sera certainement une chance de plus au point de vue de la continence ultérieure. Il est vrai que Veerhoogen a observé, dans deux cas, de la continence malgré l'ablation complète de l'urètre prostatique, mais le plus vaut toujours mieux que le moins.

Boutonnière vésico-périnéale. — Tel est le procédé, pour ainsi dire idéal ; mais il est des cas où l'on ne pourra compter sur une réunion primitive lorsque, par exemple, avec de l'intégrité de l'énergie musculaire de la vessie, il y aura un peu d'infection, un bas-fond marqué ; dans ces conditions, il y aura avantage, en arrière du col, à ouvrir délibérément la vessie, si ce n'a déjà été fait au cours de l'opération, et à suturer cette brèche du trigone par delà les rebords du releveur, jusqu'à la peau si possible ; l'incision vésicale devra s'étendre sur la ligne médiane depuis le bord postérieur du trigone jusqu'à quelques millimètres en arrière du col, pour permettre à la suture urétro-cervicale de s'établir dans de bonnes conditions ; on établira par cette brèche vésicale un drainage vraiment excellent.

On ne peut guère comparer les conditions spéciales dans lesquelles se trouvera alors la vessie, qu'à celles dans lesquelles se trouve une vessie de femme largement ouverte dans le vagin.

En tout cas, aucun des drainages périnéaux, préconisés jusqu'ici, ne peut être comparé à celui-là. Si bien que s'il est juste d'envisager la prostatectomie totale comme le traitement rationnel d'une hypertrophie aseptique, il est légitime de penser qu'en présence d'un bas-fond infecté, la prostatectomie aura encore son indication différente il est vrai, comme en présence d'une suppuration pelvienne, l'hystérectomie vaginale est indiquée pour amener le drainage parfait du cul-de-sac de Douglas.

Nous croyons que, dans ces cas combinés de prostatectomies et de drainage vésico-périnéal, il y aura encore avantage à adosser soigneusement les releveurs en avant et en arrière du méat vésical, pour lui donner peut-être une certaine continence, pour pouvoir, dans la suite, permettre sa fermeture dans un second temps.

Il est peut-être enfin permis d'espérer que la prostatectomie, par l'accès chirurgical si large qu'elle donne sur la région vésicale, ne sera que le premier temps d'une chirurgie vésicale nouvelle, comprenant des opérations telles qu'une anastomose urétro-vésicale, par exemple, dans une vessie déformée.

Pour ce qui est de l'énucléation prostatique, nous croyons que cette extirpation sous-capsulaire de la prostate est une opération rationnelle, mais nous n'avons pas d'opinion personnelle à formuler à son égard.

Quels résultats sommes-nous en droit d'attendre d'une opération ainsi pratiquée ? Si dans les cas où l'urètre prostatique a été conservé, parce qu'il était sain, il semble tout naturel de compter sur la continence ultérieure du malade, quels résultats est-on en droit d'attendre de la suture urétro-vésicale pratiquée après la résection de l'urètre prostatique ? Tout d'abord, nous croyons avoir montré et par nos recherches cadavériques et par la réunion des assertions des auteurs, que cette suture est praticable sans tiraillements, c'est-à-dire dans de bonnes conditions chirurgicales. Souvent il y a désunion, dira-t-on ; mais c'est là presque toujours le résultat d'une infection localisée et dans une opération réglée, il est à espérer que c'est un accident qui n'aura pas lieu. Ce qu'il faut préciser, c'est la valeur du canal ainsi reconstitué; nous avons pour nous répondre, l'intéressante opération de Veerhoogen; à la suite de la suture urétro-vésicale, son malade fut toujours facile à cathétériser, et il présenta une continence de deux ou trois heures, fait très important ; il l'explique par une contraction devenue permanente des muscles du périnée, auxiliaires accessoires en temps normal des sphincters de l'urètre. Pour nous, nous croyons que lorsque les parois de l'urètre membraneux ont été suffisamment ménagées, la continence doit s'en suivre, et nous rappelons ici l'opinion de notre maître le professeur Guyon (1).

« L'urètre s'ouvre, chaque jour, devant la pression de la colonne d'urine ; mais les faits que nous venons d'exposer suffisent à démontrer qu'*il est fermé dans l'intervalle des mictions* et que le point où cette fermeture est surtout complète répond à la portion membraneuse. Deux ordres de preuves nous restent d'ailleurs à fournir : l'expérimentation clinique nous donnera encore les premières ; c'est à l'expérimentation sur le cadavre que nous demanderons les secondes.

« Déjà en étudiant l'action de l'électricité dans le traitement de l'incontinence d'urine infantile, nous vous avons fait remarquer que la boule métallique, qui sert à transmettre directement le contact électrique à l'urètre, est nettement serrée dans un point du canal. Or, ce point est encore la portion membraneuse. Il suffit de cesser l'électrisation pour que cette striction exagérée cesse instantanément, de même qu'il suffit de rétablir le courant pour qu'elle se reproduise aussitôt au même degré. Et, nous le répétons, dans les parties plus profondes ce même serrement de l'urètre contre la boule métallique n'est pas perçu ; cela ne veut pas dire que ces parties plus profondes, qui *sont la région prostatique et le col de la vessie*, ne se contractent

(1) F. GUYON. *Leçons cliniques sur les maladies des voies urinaires*. 3e édition, t. II, p. 351.

pas, mais qu'elles se contractent moins énergiquement que la région membraneuse.

« Le sphincter lisse de la vessie et le sphincter strié de l'urètre ne réagissent pas de la même façon ; ce n'est point leur seule différence physiologique.

« Le cathétérisme, pratiqué sur le cadavre dans les quarante-huit premières heures qui suivent la mort, donne des résultats parfaitement concordants. La sonde parcourt facilement les portions pénienne et scrotale, s'engage dans le périnée, puis s'arrête brusquement ; si l'instrument tient en place, on dissèque la région : l'on constate que son bec bute contre la portion membraneuse hermétiquement fermée. Introduite par la vessie, la sonde *traverse sans difficulté le col vésical* et *la portion prostatique;* mais à peine a-t-elle franchi le bec de la prostate qu'elle subit un temps d'arrêt. Quel que soit le sens où l'exploration est pratiquée, le résultat est le même : il y a arrêt au niveau de la portion membraneuse rigide et fermée. »

Nous avons donc lieu d'espérer qu'en maintenant cette portion membraneuse et en laissant intactes l'arrivée de ses nerfs et ses connexions avec l'aponévrose moyenne, au moins d'un côté, notre malade trouvera là un sphincter suffisant. Bien plus, on a le droit d'affirmer que son urètre prostatique déformé, élargi, tortueux, offrait bien un obstacle à l'émission de l'urine, mais que le rôle du sphincter y avait totalement disparu.

Il est d'autres cas au contraire où l'hypertrophie, tout en déformant la vessie, n'a pas remanié la traversée urétrale, ne l'a pas allongée.

Ce n'est pas la peine alors de réséquer l'urètre et, en le sculptant convenablement dans la glande, il y a lieu d'espérer que le sphincter strié conservera son action.

CONCLUSIONS

I. — En dépit de ses connexions intimes avec les organes voisins, l'ablation totale de la prostate peut être pratiquée dans de bonnes conditions, parce qu'il existe une zone de décollement entre la vessie et la glande, parce que l'arrivée des vaisseaux et leur pénétration se fait au niveau des angles postérieurs et supérieurs, permettant ainsi la confection aisée des pédicules.

II. — Cette extirpation est indiquée dans les cas de néoplasme au début et dans les cas d'hypertrophie lorsque la musculature de la vessie est encore intacte et que l'urine est encore aseptique. Elle est encore indiquée même lorsque le malade, ne vidant plus sa vessie, commence à être un rétentioniste infecté, mais à condition de s'accompagner du drainage vésico-périnéal.

III. — La voie qui doit être préférée, pour enlever la prostate en totalité, est la voie périnéale.

IV. — Pour que la voie soit suffisamment large, il faut que l'incision permette le décollement du rectum en arrière, l'écartement du bulbe en avant et sur le côté, écartement assuré par la section des transverses et la section de l'urètre.

V. — C'est ce qui permet le large accès de la loge prostatique et la bascule de la glande.

VI. — L'extirpation de la prostate avec ou sans résection de l'urètre prostatique, avec ou sans résection vésicale, doit être faite d'avant en arrière pour éviter la blessure des uretères.

VII. — La suture urétro-vésicale doit être aussi stricte que possible.

VIII. — Il importe, tout en laissant un drain de sûreté, de combler par la suture des releveurs et un surjet par étage, l'espace mort produit par l'ablation de la prostate.

OBSERVATIONS

TABLE ANALYTIQUE

A. — **Tumeurs malignes.**

1° BILLROTH	1 cas, 1 mort.
2° SPANTON	1 cas, 1 mort.
3° LEISRINCK	1 cas, 1 mort.
4° STEIN	1 cas, 1 guérison. 1 cas, 1 mort.
5° VEERHOOGEN	1 cas, 1 guérison.

B. — **Hypertrophie et tuberculose.**

1° ALEXANDER	2 cas, 2 morts. 6 cas, 6 guérisons.
2° HOTCHKISS	1 cas, 1 guérison.
3° BAUDET	1 cas, 1 guérison.
4° DOYEN	1 cas, 1 guérison.

A. — Tumeurs malignes.

OBS. I. — BILLROTH. *Mort.*

Il s'agissait d'un homme de 56 ans, qui se plaignait, depuis déjà longtemps, de douleurs violentes irradiées au sacrum et dans la région vésicale. Depuis deux mois, urines troubles. Puis, rétention complète : cathétérisme nécessaire ; il amenait des urines sanguinolentes. Depuis, le malade fut forcé de se sonder ; la miction spontanée était douloureuse et pénible. — Le cathéter venait buter sur la tumeur, et ramenait des débris épithéliaux qui ne laissaient pas de doute sur la nature carcinomateuse de la tumeur.

Opération. — Section périnéale médiane : le doigt sent, en avant, dans la vessie, une tumeur dure, irrégulière, qui comprend le lobe moyen de la prostate et le col de la vessie, et dont la base est tellement large qu'il est impossible de songer à une extirpation complète. Cette disposition explique pourquoi le toucher rectal ne donnait rien. Le néoplasme est enlevé avec la curette, aussi complètement que possible : on mit un drain à travers la plaie jusque dans la vessie. Pas d'hémorrhagie. Mort quatre jours après l'opération.

AUTOPSIE. — Pelvi-péritonite septique.

Obs. II. — Spanton. *Gros sarcome de la prostate. Ablation. Mort.*

R. V..., journalier, âgé de 70 ans, veuf, fut admis dans une salle du service chirurgical, le 16 janvier 1882. Déjà auparavant, il avait été traité dans un service de médecine pour gonflement de l'abdomen, et ce gonflement avait été attribué à une grande accumulation de matières dans le rectum et dans le côlon. Il avait éprouvé, deux ans auparavant, quelque difficulté dans l'acte de la défécation, difficulté qui n'avait fait que s'accroître jusqu'au moment de son admission à l'hôpital. Un jour même, après son travail, il avait ressenti un grand poids et une vive douleur du côté du rectum, et après avoir consulté un chirurgien, lequel avait retiré une masse de matières durcies de l'intestin; il n'avait éprouvé aucun soulagement. Six semaines avant l'entrée, le malade se vit forcé de cesser tout travail.

Le besoin d'aller à la garde-robe était incessant, mais il attendait pour le satisfaire, tant l'effort était inefficace et lui occasionnait de douleur. Il n'y avait aucune difficulté du côté de la miction, et jamais d'hématurie.

A son admission, on constatait que l'aspect du malade était celui d'un homme de bonne santé, épuisé par une douleur continuelle, mais néanmoins bien portant. Il ne pouvait point s'asseoir tant cela le faisait souffrir, et se plaignait d'une douleur persistante du côté de la région rectale qu'accompagnait un besoin constant d'aller à la selle. Sous l'hypocondre gauche, et à la région épigastrique, on trouvait une tumeur arrondie due manifestement au côlon énormément distendu. Par le toucher rectal, on trouva une prostate transformée en tumeur, du volume d'une tête de fœtus, lobulée, ferme et élastique, divisée en parties égales par un sillon et qui comprimait le rectum suffisamment pour le fermer.

Au moyen de la main, on retire une très grande quantité de matières fécales durcies, de la courbure sigmoïde; quant au rectum proprement dit, il était aplati et vide. Un trocart ayant été passé au travers de la tumeur ramena seulement une petite quantité de matière solide dont elle était formée. L'examen microscopique prouva que cette matière se composait d'une belle substance fibreuse, rayée de tissu musculaire, et semée de cellules nombreuses, et de noyaux libres, la plupart arrondis, plus ou moins allongés.

On voyait également distinctement quelques noyaux très grands dans les cellules. Une sonde, qui passait d'ailleurs très facilement dans la vessie, fut *déviée* du côté droit. L'urine sortait sans difficulté, pâle, claire, acide, d'une densité de 1010, sans trace d'albumine. Une consultation fut tenue par le corps médical, et il fut décidé que le meilleur moyen de soulager le patient était d'enlever la tumeur qui obstruait tout le bassin. Cette manière de faire fut jugée préférable à la colotomie, car si elle réussissait, on éviterait les complications du côté de la vessie, en même temps qu'on avait la facilité de supprimer toute pression du côté du rectum.

Donc, le 26 janvier, après avoir soumis le malade à l'anesthésie par l'éther, M. Spanton fit une incision courbe transversale, juste au-devant de l'anus, et par une dissection minutieuse enleva la tumeur prostatique. Un catéther fut alors passé dans la vessie pour déterminer la position de l'urètre. En introduisant les doigts dans la plaie périnéale, on pratiqua le décollement rectal, et ce n'est pas sans difficulté qu'on sépara la tumeur. En se servant des doigts et du manche d'un scalpel, l'opérateur put enlever une masse énorme de néoplasme, qui fut soigneusement énucléée et extraite en plusieurs portions, ce qui prouvait qu'elle était beaucoup plus friable qu'on ne l'eût supposé. Quand il en eut enlevé un fragment plus gros qu'un poing fermé, il se trouva en présence d'une dernière portion qui dépassait la symphyse pubienne, et qu'il était absolument impossible d'extraire avec sécurité. On lia plusieurs vaisseaux, mais comme il s'agissait surtout d'hémorrhagie quelque peu profuse, la cavité fut épongée et un grand cathéter passé dans la vessie. Le malade se trouvait dans un grand état d'épuisement; toutefois, il se ranima suffisamment une fois qu'il fut recouché, et on lui prescrivit un suppositoire opiacé. Aucune hémorrhagie ne se reproduisit, mais l'état du malade baissa de plus en plus, et il succomba le lendemain.

Autopsie, pratiquée vingt-quatre heures après le décès. On pratique une incision le long de la ligne blanche qui sépare en bas le côté gauche du pénis et du scrotum. On divise la symphyse du pubis et l'os est largement séparé (écarté). Cela permet d'apercevoir une tumeur ronde lobulée placée entre et devant la symphyse, la dépassant de deux pouces en avant, et de trois sur les côtés.

Cette tumeur recouvrait si complètement la vessie qu'elle la cachait complètement. Ce viscère fut trouvé de volume ordinaire. Il n'y avait aucune adhérence avec le péritoine, qui ne présentait ni lésion, ni affection quelconque, mais la tumeur était pour ainsi dire incorporée à la paroi antérieure du rectum, et c'est de sa partie inférieure qu'on en avait enlevé la principale portion. Le côlon, le cæcum étaient remplis d'une masse de matières qui avaient presque la consistance de la pierre. Les uretères, les reins étaient dans l'état normal, la rate avait sur sa paroi externe une grande tache blanche qui, après section, fut trouvée être de consistance quasi-cartilagineuse et qui pénétrait à près d'un quart de pouce dans l'épaisseur de l'organe. Nulle part ailleurs on ne trouva de semblable dépôt. A l'examen microscopique on reconnut qu'il s'agissait de fibro-cartilage. Il n'y avait nulle part trace d'hémorrhagie dans la cavité rectale ou péritonéale. La vessie était vide.

La substance dont était formée la tumeur, renfermait un calcul phosphatique de petit volume. La tumeur était encapsulée, lobulée; elle avait apparence de substance cérébrale durcie dans l'alcool. L'examen microscopique donna les mêmes résultats que ceux qui ont été décrits plus haut, mais un examen plus complet montra une grande quantité de cellules nouvelles, et aussi de nombreuses cellules fusiformes, avec un seul ou plusieurs noyaux. Une grande partie de la tumeur se composait superficiellement d'un stroma fibreux distinct, et de telles cellules.

Remarques. — Les tumeurs de la prostate d'un volume aussi considérable, ne sont point connues à coup sûr, et nous avons trop peu d'expérience en la matière, pour décider de la meilleure ligne de conduite à adopter.

Néanmoins, on peut discuter la question de savoir s'il eût été plus sage dans ce cas d'essayer la colotomie ou quelque procédé semblable. Cela est à considérer, la conclusion à laquelle nous sommes arrivé, est que si nous étions arrivés, par quelques moyens temporaires, à soulager le patient, le passage de l'urine aussi eût toujours constitué un plus grand danger.

Si nous avions pu extraire la tumeur avec un succès complet, il n'est pas douteux qu'un complet soulagement en eût été la conséquence, pour quelque temps au moins.

Ce qui est de toute évidence, c'est qu'il était impossible de laisser le malade dans l'état où il se trouvait.

Cet état était tout ce qu'on peut imaginer de plus triste, et ne peut être comparé qu'à celui d'une femme en travail avec une tête fœtale fixée dans le bassin ! C'est pour cela que l'enlèvement semblait offrir la meilleure chance de soulagement, et mon opinion est que si la tumeur n'avait pas eu une si grande extension, on aurait obtenu un résultat bien plus favorable.

OBS. III. — LEISRINCK. (Citée in thèse VIGNARD). — *Tumeur de la prostate. Extirpation complète de la prostate. Mort.*

Christian B..., âgé de 64 ans, entre le 15 décembre 1881. Le malade souffrait depuis un an et demi de symptômes de rectite, c'est-à-dire pesanteur, hémorrhagies et glaires pendant les selles. Ces douleurs rétrocédaient mais revenaient cette année au mois de septembre, notamment les selles douloureuses. Cette pesanteur s'accompagnait d'émissions sanguines par l'anus, revenant par intervalle. Outre ce ténesme, et quelquefois indépendamment de lui, s'ajoutait une douleur continuelle qui affaiblit tellement le malade qu'il pouvait à peine marcher. Jamais de douleurs en urinant ; le médecin constata, par l'exploration du rectum, une tumeur proéminente dans celui-ci. En outre, chez cet homme, à extérieur anémié et cachectique, on trouva, par l'exploration à travers le rectum, que la prostate atteignait le volume d'une pomme de moyenne grosseur, et était très sensible à la pression.

La glande s'avance fortement dans la lumière du rectum ; la fermait presque complètement ; l'extrémité supérieure de la tumeur put à peine être sentie par le doigt sous le chloroforme, s'étendant de chaque côté d'une façon à peu près égale. La muqueuse du rectum semble adhérente à la tumeur ; on ne trouve pas de ganglions. Le diagnostic fut porté de tumeur maligne de la prostate, et l'on décida de mettre un terme aux douleurs du patient par l'extirpation du néoplasme. Le 24 décembre, on procéda à l'opération après une préparation préalable (évacuation du rectum, etc.). Le plan de l'opération, que j'avais établi après avoir discuté avec plusieurs de nos collègues, était le suivant : par une incision arrondie en avant de l'anus avec la concavité tournée vers celui-ci, je voulais m'élever entre le rectum et la prostate jusqu'aux limites probables de l'adhérence de la tumeur au rectum ; je voulais détruire cette adhérence par la section des portions du rectum adhérentes à la tumeur. Ensuite, après avoir refermé le rectum par une suture soigneusement pratiquée, j'aurais eu terminé la première partie de l'opération. Ensuite je voulais libérer la prostate de tous les côtés et enlever jusqu'au tissu sain. L'opération paraissait d'autant plus simple que l'adhérence avec le rectum semblait décollable au doigt. L'incision courte prérectale fut pratiquée d'un ischion à l'autre. Après section des muscles, le doigt, en travaillant lentement, peut être introduit en haut entre le rectum et la prostate, jusqu'à la limite supérieure de la tumeur. A ce moment, la tumeur tout entière est accrochée au moyen d'une érigne pointue et attirée sur les bords de la plaie, fortement écartée. On voit nettement toute la partie postérieure de la prostate à nu et la partie voisine de la vessie. Après incision de cette dernière la tumeur fut facilement enlevée. A la paroi postérieure de la vessie, restent de petits fragments de la tumeur qui sont enlevés avec les ciseaux de Comper. La paroi antérieure de la vessie peut être suturée sans trop de tiraillements à la face antérieure de la portion *membraneuse* pendant que la paroi vésicale postérieure est fixée en bas par quelques points de suture aussi bas que possible. Toute l'excavation fut ensuite saupoudrée d'iodoforme. L'hémorrhagie, pendant l'opération, ne fut pas insignifiante, mais pourtant pas si forte qu'on aurait pu l'attendre à priori. Après l'opération qui avait duré environ une heure, pouls tout à fait suffisant.

Le soir 37°. Bon état général. Une assez abondante quantité d'urine a coulé par la plaie périnéale.

25 décembre. Insomnie la nuit, vomissements répétés. Beaucoup de douleurs. Température 37°,2. Le soir 37°,5.

Le 26. Encore beaucoup de vomissements. N'a pas dormi. Bain de siège. Lavage de la plaie au thymol.

Le 28. Le malade s'est beaucoup amélioré. Les vomissements ont disparu. Renvois par intervalles. Chaque jour lavage au thymol. La température reste à peu près normale jusqu'au 1er janvier 1882. État général meilleur. Le 2, la température atteint une fois 39° et le malade décline à partir de ce jour, malgré l'absorption d'une quantité suffisante d'aliments. Mort le 6 janvier 1882, par affaiblissement.

L'autopsie montre que toute la cavité opératoire est demeurée aseptique. La couverture péritonéale de la vessie est normale. La vessie s'est rétractée; la paroi antérieure s'est réunie à la portion membraneuse. Tout ce qui était malade a été enlevé. On ne trouve pas d'envahissement ganglionnaire. Rectum normal.

Il m'a semblé utile, étant donné le peu d'extirpations de la prostate, de communiquer ce cas en détail.

Il est assez étonnant que, après la présentation déjà faite en 1866 par Küchler d'une extirpation totale (*Deutsch. Klinik*, 1866, n° 50), Billroth seul ait pu communiquer un cas de cette opération dans ses annales de Zurich. Dans la communication peu détaillée de Billroth, la vessie fut ouverte latéralement et il y eut un orifice gros comme une pièce de un franc. Ensuite Demarquay communiqua deux cas (*Gaz. médic.*, 1873), où la prostate et une portion du rectum furent enlevés. Ce qui m'a étonné dans les observations de ces deux auteurs, c'est la crainte d'ouvrir la vessie qui ne peut pourtant être laissée intacte dans une vraie extirpation totale de la prostate, aussi bien à cause de l'adhérence directe des deux organes l'un à l'autre qu'à cause du danger de la récidive directe sur les parcelles de la tumeur restées en place. J'ai vu, en 1876, une libération et une ablation partielle de la prostate par de Langenbeck, qui m'a conduit à mon opération. Je pense maintenant que, dans les cas que l'on rencontrera, il faudra agir comme je l'ai fait dans mon opération, chercher l'extrémité de la portion membraneuse contre la prostate et là couper transversalement l'urètre, prolonger l'incision périnéale et en passant devant la prostate, la libérer jusqu'à son extrémité supérieure. Ensuite les adhérences de la prostate à la symphyse et au bassin seront détruites, et quand tout est libre et mobile, on enlève avec de bons coups de ciseaux toute la prostate ainsi que la portion prostatique de l'urètre et, s'il le faut, des portions de la vessie.

Si l'on a affaire à une tumeur maligne, seule cette extirpation énergique de toute la glande, avec sa portion antérieure et sa portion postérieure, peut protéger contre les récidives.

Dans notre cas, il fut aisé de suturer la vessie directement à la partie antérieure de la portion membraneuse.

La grande plaie périnéale est laissée ouverte, maintenue aseptique au moyen de gaze iodoformée.

De cette manière, il ne peut y avoir d'infiltration d'urine. Peu à peu, à mesure que la plaie périnéale diminue, un cathéter est introduit par l'urètre dans la vessie et peut-être une guérison complète de la plaie périnéale sera-t-elle possible ; sinon, une sonde à demeure sera introduite dans la vessie, plongeant dans un vase par son extrémité.

Obs. IV. — Stein. *Guérison.*

D. W..., âgé de 47 ans, économe chez E..., entre le 8 novembre 1887. Il y a deux ans et demi, il a commencé à souffrir de pesanteurs vésicales apparaissant brusquement, avec cuisson dans l'urètre à la fin de la miction. L'urine, examinée à plusieurs reprises, fut trouvée absolument normale. Depuis neuf mois la défécation est extrêmement douloureuse. Depuis six mois, les douleurs lancinantes qui accompagnentla fin de la miction sont insupportables et les douleurs de la défécation persistent. Souvent le jet de l'urine est brusquement interrompu et s'arrête quelques secondes, puis l'urine reparaît de nouveau, mais coulant goutte à goutte. Depuis six semaines, l'urine contient du sang. Le malade a été sondé chaque jour, la vessie lavée ; mais les grandes douleurs accompagnant le cathétérisme ont bientôt forcé de cesser ces manœuvres.

État actuel. — Le visage du malade est pâle et anxieux, la corpulence moyenne ; les organes internes paraissent normaux. L'exploration bimanuelle, pratiquée sans chloroforme, donne les indications suivantes ; le lobe gauche de la prostate est augmenté de volume et de consistance; juste au-dessus de la symphyse, on sent une tumeur dure, du volume d'une pomme, mal limitée en haut, mais qui semble adhérer à la prostate; le testicule gauche est un peu plus gros que le droit, l'épididyme nettement augmenté de volume. Le cathéter métallique est dévié à droite. Pas d'envahissement ganglionnaire. Urine jaune, trouble, fortement acide, avec de légères traces d'albumine ; au microscope : globules rouges et blancs, cellules épithéliales pavimenteuses ; les parcelles de tissu en suspens dans l'urine ne permettent aucun diagnostic sur la nature de la tumeur.

Opération, 18 novembre 1887. Position de Freund. Taille hypogastrique; l'index introduit sent une tumeur grosse comme une pomme, ulcérée radiairement, qui part du lobe gauche de la prostate, embrasse le côté gauche de la paroi inférieure de la vessie et est recouverte de concrétions d'apparence phosphatique. Comme il est impossible d'enlever la tumeur par en haut, mais qu'il semble très indiqué d'enlever cette tumeur comme un néoplasme, le malade est placé dans la position de la taille; on circonscrit en avant l'anus par une incision curviligne et on remonte vers la prostate ; la portion membraneuse de l'urètre est sectionnée et on détruit les adhérences de la prostate sur les côtés et en avant avec la symphyse, ce qui amène une forte hémorrhagie veineuse. Cette libération est très fatigante et très longue à cause de la profondeur du terrain opératoire ; aussitôt que la prostate se laisse repousser en haut, on la saisit par en haut avec une pince de Museux et on la sépare de la muqueuse vésicale saine avec de forts ciseaux, ce qui amène une hémorrhagie moyenne. Une réunion de la vessie à l'urètre est impossible. Les extrémités des uretères ont été ménagées ; un drain de fort calibre est introduit par en haut et s'ouvre dans la plaie périnéale en avant de l'anus ; installation d'une sonde à demeure. La cavité est tamponnée à la gaze iodoformée ; cinq points de suture en haut. Durée de l'opération : deux heures un quart.

Voici, en quelques mots, l'évolution ultérieure de ce cas : aussitôt après l'opération, survint un collapsus d'apparence menaçante, mais qui fut enfin vaincu par des moyens variés : injection d'éther camphré, enveloppement des extrémités avec des bandes de flanelle, alcool à l'intérieur, etc.), cependant deux jours encore cette hypothermie inquiétante persista et ce ne fut que peu à peu que le pouls, incomptable et à peine perceptible au début, redevint tranquille et fort ; le troisième jour, le malade reprenait ses sens, devenait agité, avait les idées les plus bizarres, notamment la manie de la persécution ; on dut le maintenir au lit et on se demanda alors si l'on ne devait pas attribuer cet état à l'action de l'iodoforme, qui n'avait, du reste, pas été employé en quantité particulièrement abondante. Quelques jours après il se calma, probablement sous l'influence de l'opium et de bains chauds ainsi que d'injections sous-cutanées de morphine et des lavements de paraldéhyde. Naturellement, la cicatrisation de la plaie avait légèrement souffert de ces incidents ; la plaie abdominale, déjà refermée deux fois au niveau du drain, se rouvrit sur une longueur de plusieurs doigts et dut être refermée peu à peu au moyen de diachylon.

Par les plaies périnéales et abdominales la cavité fut lavée deux fois par jour à l'eau salicylée. Le quinzième jour après l'opération, on chercha à cathétériser l'urètre au moyen de sondes métalliques, ce qui ne put être fait ni par la plaie périnéale, ni par le méat. A 14 centim. en arrière de celui-ci, se trouvait un obstacle invincible ; aussi s'abstint-on de nouvelles tentatives, et un drain de petit calibre fut introduit vers le périnée par la plaie abdominale ; on arriva alors à recueillir presque toute l'urine dans un récipient dans lequel s'ouvrait ce drain, et à tenir le malade à peu près au sec. Dix jours après, on refit une tentative sous chloroforme et on arriva, en introduisant le doigt comme guide dans la plaie abdominale, à perforer les adhérences développées dans la portion membraneuse de l'urètre et à passer un long tube de caoutchouc du ventre à l'urètre. Il n'y avait plus qu'à laisser le drain, et la fistule périnéale se referma assez vite.

L'état général du malade était bon, les douleurs avaient disparu et le malade s'en alla quatre-vingt-dix jours après l'opération.

A sa sortie, il avait encore la sonde à demeure qui avait remplacé le drain; quand elle ne fonctionnait pas, l'urine refluait par le ventre.

Le résultat ne fut malheureusement pas durable.

Le malade mourut neuf mois environ après son départ, soi-disant avec des signes d'urémie ; il n'y avait pas à attendre de renseignements plus certains.

L'autopsie ne put malheureusement être faite.

Obs. V. — Stein. *Carcinome. Mort.*

Le second cas d'extirpation totale de la prostate fut pratiqué chez un homme de 64 ans, tailleur de bois.

Antécédents. — Depuis neuf mois, il avait de la difficulté pour uriner. Le jet était plus mince au début de la miction, qui était difficile et douloureuse. Dans la station assise prolongée le malade souffrait de douleurs au périnée. Depuis quinze jours il fallait le sonder : cathétérisme douloureux. Il avait des épreintes douloureuses et, une fois, perdit du sang par le rectum. L'urine était toujours claire.

L'examen fait sous le chloroforme donna, au toucher rectal, une tumeur à 2 centim. au-dessus de l'anus, extrémité supérieure à 8 centim. au-dessus de l'anus, 2 centim. de large. Par conséquent, elle comprenait la région occupée par la prostate. Elle était grosse comme un œuf de poule ; et dans sa portion inférieure, adhérente au rectum, suivant un espace grand comme une pièce de un mark.

Au milieu de cette adhérence, le doigt sent une ulcération en choufleur large comme une pièce de 50 centimes, saignant facilement et bordée par l'adhérence à la précédente.

Le reste de la muqueuse est lisse et libre. Vers la partie supérieure se trouve un point de la tumeur saillante recouverte par une muqueuse lisse et libre, peut-être appartenant à une portion normale de tissu prostatique. Au-dessus de celle-ci, à droite et à gauche, correspondant aux vésicules séminales, deux masses épaisses comme le doigt, de forme annulaire, dont l'extrémité supérieure n'était pas atteinte par le doigt ; on trouve dans le tissu péri-rectal, au-dessus de la tumeur, un bourgeon gros comme un pois. — Petite adénopathie inguinale. — Cathétérisme facile, l'urètre saigne facilement. — Urine claire, acide, sans albumine.

Opération, 30 novembre 1888. — Par une incision périnéale prolongée en arrière, on résèque le coccyx de façon à isoler le rectum des deux côtés autant que possible, ainsi que ses relations avec la tumeur prostatique, tantôt en coupant tantôt en décollant. Alors on incise en avant de l'anus. L'incision est prolongée au milieu du périnée en avant jusqu'à la racine des bourses. Le bulbe est mis à nu et derrière son extrémité postérieure, on incise l'urètre. — Alors on continue le décollement de la paroi antérieure de l'urètre d'avec la symphyse jusqu'à ce qu'on atteigne par cette voie la paroi antérieure saine de la vessie. Alors toute la tumeur recto-prostatique se laisse plus facilement abaisser. Par derrière, on peut atteindre les vésicules séminales et les canaux déférents. Pendant ce décollement, le cul-de-sac de Douglas est légèrement ouvert puis suturé au catgut. On isole par en haut les vésicules séminales et les canaux déférents et on les sépare du fond de la vessie jusqu'aux limites supérieures du trigone.

On se trouve amené à réséquer une partie de la paroi antérieure du rectum suivant une surface grande comme une pièce de 5 francs environ. Le rectum est ensuite fixé dans l'angle inférieur de la plaie.

On suture alors par trois points de catgut la paroi antérieure de la vessie à la paroi antérieure de l'urètre. Le reste de la plaie est tamponné ; la vessie, laissée ouverte, est drainée au-devant du rectum.

L'hémorrhagie ne fut pas très abondante pendant les deux heures que dura l'opération. Le malade mourut 12 jours après, de pleuro-pneumonie double.

Autopsie. — Cœur graisseux. Pneumonie lobulaire double du lobe inférieur et pleurésie fibrineuse. La suture péritonéale a bien tenu. Péritoine absolument intact. La suture de la vessie à l'urètre a sauté. L'uretère gauche s'abouche au bord de la plaie *et le droit dans la plaie même.*

Cette portion de la plaie a un aspect noir verdâtre et est très infectée.

Les reins ne sont pas augmentés de volume : petit foyer hémorrhagique dans le rein gauche.

Ganglions métastatiques le long de la vessie hypogastrique. Début de thrombose.

Pas de lésions dans les autres organes.

Obs. VI. — Veerhoogen. *Guérison opératoire. Survie neuf mois.*

Le 3 novembre 1895, entre à la clinique le nommé M. Serrurier, âgé de 53 ans, pour une très douloureuse sensation de pesanteur dans la région anale. Cette douleur a débuté il y a environ un an, du côté de la cuisse droite, augmentant lentement d'intensité, pendant qu'elle se propageait circulairement à tout le pourtour de l'anus.

A un premier examen, je constatai une tumeur qui présentait la forme d'une demi-sphère d'environ 12 centimètres de diamètre, et qui était solidement implantée par son bord gauche, correspondant à l'anus. Cette tumeur était absolument indolore, même à la pression, presque aussi dure que du tissu osseux, sans adhérence à la peau, qui avait d'ailleurs conservé sa coloration normale.

Le toucher rectal me montre que la tumeur occupe la fosse ischio-rectale et fait corps avec la prostate; mais qu'elle est complètement indépendante de la paroi rectale. Le malade, d'ailleurs, ne présente aucuns troubles fonctionnels, il a des selles et des mictions normales, il continue son travail comme auparavant, n'étant arrêté que par les douleurs que lui cause sa tumeur.

Opération, le 16 novembre. — Incision curviligne prérectale. La tumeur est rapidement séparée de la paroi rectale qui se rabat sur le pourtour de l'anus pendant ce premier temps. Elle est ensuite isolée de la paroi externe de la fosse ischio-rectale, à laquelle d'ailleurs elle ne tient que par des tractus celluleux. Peu à peu, j'attire ainsi la prostate sur laquelle la tumeur est immédiatement implantée. La prostate est alors séparée, de chaque côté, des muscles (releveurs de l'anus) auxquels elle adhère, surtout du côté droit. J'isole alors la tumeur prostatique de la vessie à l'aide de fort ciseaux, puis je sectionne la portion membraneuse de l'urètre. Je continue ma dissection sur le bord interne de la symphyse que je sépare facilement de ma tumeur, la décollant du doigt ou à l'aide de quelques coups de ciseaux.

Pendant toute la durée de l'opération, l'hémostase fut faite avec le plus grand soin, si bien que l'hémorrhagie fut insignifiante. On dut arrêter immédiatement, par un tamponnement à la gaze, un fort suintement provenant des plexus veineux situés derrière la symphyse.

La portion sectionnée de l'urètre membraneux fut suturée à l'ouverture vésicale par un surjet au catgut. Cette suture, d'ailleurs, est facilitée par l'extensibilité de la vessie qui peut être attirée en bas. Une sonde à demeure fut introduite par l'urètre jusque dans la vessie. Tamponnement et drainage de la plaie.

L'opération avait duré une heure et quart; le malade la supporta bien. La sonde, qui fonctionnait normalement, permit de recueillir en vingt-quatre heures 800 grammes d'urine à peine teintée de sang. — Malheureusement la suture lâcha et, au bout de deux ou trois jours, toute l'urine passait par la plaie périnéale.

Les *suites opératoires*, surtout au début, furent fort simples. Pas de température; l'appétit, vite bon, et, au bout de huit jours, le malade se lève; malheureusement il perd toute son urine par la plaie. La sonde à demeure est alors retirée et, chaque jour, on pratique un sondage avec une sonde de Nélaton, pour maintenir la lumière du canal au milieu des bourgeons cicatriciels qui se forment rapidement. Au début, il fallut conduire jusque dans la vessie le bec de la sonde, avec un doigt placé dans la plaie périnéale. Après la fermeture de la plaie, il persista une fistule. En même temps le malade peut de mieux en mieux retenir son urine. Deux mois après l'opération, la plaie est complètement cicatrisée (10 janvier 1896), sauf au niveau de l'incision curviligne prérectale. En introduisant le doigt dans celle-ci, on sent une petite cavité bourgeonnante qui se remplit d'urine au moment des mictions. Le malade retient facilement son urine pendant deux à trois heures, la miction se fait sans difficulté, mais en partie par l'urètre, en partie par la fistule périnéale. Une sonde de Nélaton introduite par l'urètre arrive jusque dans la vessie sans buter contre aucun obstacle. L'état du patient est très bon. Il sort le 15 janvier.

Malheureusement ce résultat ne se maintint pas ; en effet, environ neuf mois après son départ, le malade mourut, vraisemblablement d'une récidive dans la cicatrice. On ne put obtenir aucun renseignement précis et il ne fut pas fait d'*autopsie*.

L'examen histologique de la tumeur montra qu'il s'agissait d'un myxosarcome de la prostate. Son intérieur était rempli de concrétions calcaires si dures qu'un trocart ne pouvait la traverser.

Ce cas mérite de nous intéresser à plusieurs points de vue :

1° D'abord, au point de vue des symptômes qui présentent une certaine analogie avec ceux qu'on rencontre habituellement dans l'hypertrophie prostatique simple.

2° Ensuite, au point de vue opératoire. Pendant le décollement vésico-prostatique, en effet, pratiqué à l'aide des ciseaux, je fis à la vessie une ouverture d'environ 3 centimètres. Cette ouverture fut en partie refermée, en partie suturée au bout supérieur de l'urètre. Malheureusement cette suture ne tint pas et, au bout de quelques jours, l'urine s'écoula par la plaie. Malgré cela, lorsque plus tard la plaie se fut fermée et qu'un nouveau canal eut été rétabli, le patient fut en état de retenir facilement son urine pendant deux ou trois heures. Comment cela est-il possible après une ablation totale de la prostate ? C'est ce que je ne puis arriver à bien m'expliquer.

J'ai eu l'occasion d'observer un résultat analogue sur un malade chez qui mon collègue Depage avait incisé le rectum pour un carcinome de cet organe. Pendant l'opération, la prostate ayant été reconnue envahie également, il dut la sectionner et la séparer à la fois de la vessie et de l'urètre. Il en résulta, après la guérison de la plaie opératoire, la création, entre le rectum et la vessie, d'une large fistule par laquelle le malade perdait son urine. Sur la demande de mon collègue, je fermai cette fistule en suturant le fond sectionné de l'urètre à la vessie. L'opération fut faite le 13 mai 1896, et, bien qu'il persiste encore aujourd'hui une fistule capillaire, le malade est actuellement en état de retenir son urine pendant une heure entière, et aussi d'uriner normalement par son nouvel urètre. Dans ces deux cas, je vois que les muscles du périnée, et en particulier les releveurs de l'anus et les ischio-caverneaux, ainsi que certains muscles de la cuisse, ont dû jouer un rôle pour remplacer les sphincters absents. C'est, d'ailleurs, ce qui se passe lorsqu'au moment d'une violente envie d'uriner le sphincter de la vessie s'est laissé forcer. Dans de pareils cas la contraction de tous les muscles du périnée et même de certains muscles de la cuisse joue un rôle dans la suppléance du sphincter pour empêcher la sortie de l'urine. Dans les cas que j'ai rapportés, cette contraction momentanée des muscles doit devenir une contraction permanente. C'est du moins la seule explication que j'en puisse donner.

B. — **Hypertrophie ou Tuberculose.**

Obs. VII. — Alexander. *Hypertrophie. Mort.*

L..., âgé de 58 ans. Le patient était un sérieux buveur. Histoire d'obstruction prostatique depuis plusieurs années, fréquentes attaques de rétention. A son entrée à Bellevue Hospital, il pouvait uriner volontairement une très petite quantité. Il avait une grande fréquence et un peu d'incontinence. L'urine était ammoniacale chargée de pus et de sang; poids spécifique 1018; 25 p. 100 en volume d'albumine; cylindres hyalins et granuleux. Il avait un souffle d'insuffisance mitrale et un état général athéromateux des vaisseaux sanguins. Un cathéter fut passé et la vessie vidée et lavée. Le cathétérisme fut difficile et produisit une hémorrhagie.

Opération, 30 septembre 1895. — Deux gros lobes latéraux et une hypertrophie médiane furent enlevés sans grande difficulté. Le malade parut aller bien jusqu'au 2 octobre, quand il se développa une pneumonie; l'urine devint rare, la plaie périnéale devint gangréneuse et une petite fistule se forma entre le rectum et la plaie périnéale. Il mourut deux jours plus tard.

Il y eut une entière anurie pendant les dernières douze heures.

Le malade avait été opéré seulement comme dernière ressource et sa mort ne fut pas une surprise. Ce cas est un exemple de ceux dans lesquels les moyens opératoires sont employés trop tard. Je préférerais, avec mon expérience actuelle, faire dans un cas semblable le drainage vésical, plutôt que la prostatectomie.

OBS. VIII. — ALEXANDER. *Hypertrophie. Mort.*

M..., âgé de 64 ans. Gros buveur; a eu plusieurs attaques de coliques néphrétiques avant 40 ans. Un an après sa dernière attaque il a rendu trois calculs par l'urèthre. Histoire de mictions fréquentes depuis plusieurs années. Cinq ou six mois avant son admission, il commença à avoir des symptômes aigus pour lesquels il demande maintenant un soulagement.

Il avait une douleur brûlante, spécialement forte après la miction, grande fréquence et urgence, qui augmentaient par les cahots. Le jet de l'urine était faible et soudainement arrêté. Il n'avait jamais rendu de sang. Urine: poids spécifique 1010; petite quantité d'albumine et grande quantité de pus. L'examen microscopique montra beaucoup de cellules du sang, pas de cylindres. L'exploration rectale et uréthrale montra une hypertrophie modérée de deux lobes latéraux et une portion médiane saillante. La quantité d'urine résiduale était d'environ cinq onces. L'exploration de la vessie par l'explorateur montra de nombreux calculs.

Cystotomie suprapubienne, pratiquée le 20 avril 1895 après anesthésie par éther. Six calculs, chacun environ de la grosseur d'une noisette, furent enlevés.

L'exploration digitale de la vessie montra que l'hypertrophie prostatique formait un tour ou col épais autour de l'orifice vésical, faisant ainsi un bas-fond très profond, derrière la prostate. Une incision périnéale fut faite et la prostate entière enlevée à travers l'orifice inférieur. Le malade se releva bien de l'opération, mais le second jour se développèrent des symptômes urémiques, avec anurie presque complète et il mourut le 24 avril, quatre jours après l'opération.

L'AUTOPSIE montra une artériosclérose généralisée, les valvules du cœur épaissies, des dépôts calcaires dans les coronaires, les poumons œdématiés. Emphysème bien marqué, bronchite modérée. Foie friable pesant cinq livres. Un seul calcul dans le bassinet du rein gauche.

Le rein montre une néphrite parenchymateuse chronique.

Aucune apparence de suppuration autour des plaies opératoires.

La muqueuse de la vessie et de l'urètre prostatique est intacte.

Obs. IX. — Alexander. *Hypertrophie. Guérison.*

C. B..., âgé de 53 ans, admis à Bellevue-Hospital en janvier 1894. Symptômes d'obstruction prostatique depuis plus d'un an. Grande fréquence jour et nuit, ténesme intense à la fin de la miction ; hématuries fréquentes. Il passait environ une demi-once à chaque miction ; n'a jamais employé régulièrement le cathéter. L'exploration rectale et urétrale montra une prostate d'un contour très irrégulier, le lobe droit plus gros que le gauche et une petite saillie médiane. La pression sur la prostate causait une vive douleur et révélait la présence de calculs dans sa substance, qui pouvaient être frottés l'un contre l'autre. L'explorateur montra la présence de calculs saillants dans l'urètre prostatique. Résidu urinaire, environ six onces (1). Force expulsive de la vessie complètement bonne. L'urine montrait une cystite chronique ; les reins étaient sains.

Opération, 22 janvier 1894. — Anesthésie éther. Environ cinquante calculs et la prostate furent enlevés. Ceci étant ma première opération pour cette méthode, la prostate fut enlevée pièce à pièce. Le tube périnéal fut enlevé, le cinquième jour, parce que le malade se plaignait de souffrir et fut réintroduit toutes les deux heures pendant les vingt-quatre heures suivantes ; le tube suprapubien fut enlevé le sixième jour. Les deux plaies guérirent bien. Le malade émit toute son urine par l'urètre à la fin de la quatrième semaine. Il fut gardé en observation jusqu'au 24 mars 1894, où il fut renvoyé guéri. Il pouvait alors vider complètement sa vessie, et son urèthre admettait aisément une sonde n° 32 F. Le malade allait bien en avril 1896.

(1) Environ 180 grammes. — L'once représente environ 30 grammes.

Obs. X. — Alexander. *Hypertrophie. Guérison.*

E.-R. B..., âgé de 56 ans. Symptômes d'obstruction prostatique depuis plus de six ans ; miction difficile. Pendant les deux mois précédents, il a souffert de temps en temps d'incontinence. Il eut, il y a deux ans, une attaque de rétention complète, après s'être exposé au froid. Cela fut terminé par un cathétérisme, et depuis lors il urinait avec grande difficulté environ toutes les heures. Il y a six mois, il eut une seconde attaque de rétention terminée par un cathétérisme et qui fut suivie d'une cystite grave. Il employait, depuis lors, le cathétérisme toutes les quatre heures avec peu de résultats. La première fois que je vis le malade, il avait une rétention complète (sa troisième attaque). La prostate était uniformément hypertrophiée dans les lobes latéraux et était très molle. Une sonde béquille fut passée avec quelque difficulté ; seize onces d'urine coulèrent. Pendant deux semaines le malade fut régulièrement cathétérisé, et sa vessie soignée. Le résidu urinaire, après que la miction volontaire fut rétablie, était de près de huit onces. Il refusa absolument de continuer un régime de cathétérisme et de lavages, et demanda une opération. Celle-ci fut bientôt pratiquée par moi en février 1894. Les sondes enlevées respectivement le quatrième et le sixième jour. Les plaies guérirent heureusement et furent complètement fermées la cinquième semaine. Le malade partit chez lui dans une autre province, et a depuis lors rapporté que son urine reste claire et qu'il vide complètement sa vessie. Dans ce cas, les deux lobes latéraux furent enlevés complètement.

Obs. XI. — Alexander. *Hypertrophie. Guérison.*

J. P..., âgée de 66 ans. Symptômes prostatiques datant de douze ans, quand il commença à avoir des fréquences. Il avait usé du cathéter toutes les quatre heures dans les six dernières années et avait lavé sa vessie une fois par jour avec différentes solutions aseptiques. Six mois avant il avait eu une rétention complète et depuis lors il avait souffert d'une grave cystite. Les intervalles des cathétérismes étaient devenus plus courts dans les deux derniers mois. Il était obligé maintenant de passer son cathéter toutes les deux heures nuit et jour. La vessie avait une petite force expulsive. Il avait 8 onces de résidu urinaire. L'examen rectal montra une hypertrophie égale très molle des deux lobes latéraux.

Urine. Poids spécifique 1021 ; alcaline, ammoniacale ; épaisse, dépôt purulent, traces d'albumine, pas de sucre, pas de moules. Comme l'état du malade devenait beaucoup plus mauvais, une opération fut proposée et acceptée.

Opération, en octobre 1895. — Deux grosses masses latérales furent enlevées sans grande difficulté. La vessie était un peu épaissie. Les drains furent enlevés respectivement le 6e et le 10e jour. Le malade guérit sans incident ; toute son urine passait le 30e jour.

Obs. XII. — Alexander. *Hypertrophie. Guérison.*

T. O. C..., âgé de 60 ans, né en Irlande ; aucune atteinte vénérienne dans ses antécédents. A été atteint, il y a dix ans, de rétention soudaine qui a cédé au cathétérisme. Admis dans un hôpital de cette ville, on lui apprit à se sonder et il continua à le faire pendant plusieurs années.

Toutefois, par suite de circonstance de gêne, il cessa l'usage de la sonde, et continua à uriner très fréquemment ; il y a trois mois, il eut une seconde attaque de rétention qui guérit au moyen du cathéter ; il fut admis dans mon service à Belle-Vue Hospital, le 11 février 1895, avec une rétention (la 3e) et une distension considérable, accompagnée de miction par regorgement. On le sonda, et on retira 32 onces d'urine.

La vessie présentait un état marqué d'atonie. Le toucher rectal démontra une hypertrophie des lobes moyen et droit de la prostate. Avec la sonde de Mercier, le cathétérisme n'était pas difficile; une sonde molle ne put être introduite.

Il fut cathétérisé quatre fois et la vessie lavée depuis ce jour jusqu'au 17 mars.

Après cette date, le malade pouvant uriner volontairement la valeur d'une demi-once, il restait dix onces. Il fut impossible de lui enseigner l'usage du cathéter et du lavage de la vessie, et comme il n'avait, d'ailleurs, aucune facilité pour pratiquer ce lavage lui-même, en dehors de l'hôpital, une opération fut proposée et acceptée.

Opération, 18 mars — Anesthésie par l'éther. Opération combinée. Procédé d'Alexander. Une large portion du lobe droit, et une plus petite du lobe moyen sont enlevées à travers l'ouverture périnéale, non sans quelque difficulté. Hémorrhagie négligeable.

25 mars. On enlève le tube supra-pubien.

3 avril. On enlève le tube périnéal, on passe une sonde no 32. L'ouverture supra-pubienne est à peu près fermée. Aucune issue d'urine.

Le 24. La plaie périnéale est fermée, l'urine passe par l'urètre ; il y a deux onces de résidu, dues à l'atonie. Le sujet urine toutes les quatre ou cinq heures et vide sa vessie à peu près complètement.

Il y a environ sept drachmes de résidu (1).

(1) Cela fait environ 20 grammes. Le drachme vaut à peu près 3 grammes.

Obs. XIII. — Alexander. *Hypertrophie. Guérison.*

James D..., âgé de 62 ans, d'un poids de 235 livres.

Admis le 26 mars 1895. Le patient raconte qu'il ressentit une grande difficulté d'uriner avec fréquentes envies, il y a plusieurs jours, et que depuis douze heures il éprouve une rétention complète. Le cathétérisme fut essayé par le chirurgien (de garde) (?) mais on ne put faire pénétrer l'instrument dans la vessie. Après quelques difficultés je lui succédai, en passant un numéro 6; un cathéter en forme de stylet, ayant reçu une courbure spéciale exagérée, fut conduit jusqu'au point d'obstruction présenté par le lobe moyen de la prostate. On retire trente-trois onces d'urine sanglante et ammoniacale.

Le toucher rectal montra qu'il s'agissait d'une énorme tumeur prostatique empiétant sur la cavité intestinale. L'extrémité supérieure était hors de l'atteinte du doigt. On lava la vessie du malade, et on passa une sonde au moyen du procédé décrit plus haut toutes les six heures. L'urine demeura fétide et sanglante.

Le 11 avril, le chirurgien ordinaire ou de garde (?) ne put de nouveau pénétrer dans la vessie, et je lui succédai pour réussir, non sans efforts.

Je décidai d'ouvrir l'urètre à travers le périnée comme opération préliminaire de la prostatectomie, dans le but de drainer la vessie, et de désinfecter sa cavité. Sous l'anesthésie par l'éther, je pratiquai donc une incision périnéale, et tentai de dilater avec mon doigt l'urètre prostatique. Je ne pus pourtant introduire mon doigt dans la vessie, à cause de la longueur de la portion prostatique de l'urètre, et de la grande résistance offerte par la tumeur.

Aussi j'introduisis simplement, à travers le périnée, un tube n° 26 dans la vessie et ayant lavé la vessie, je le maintins en place au moyen de fils.

Ce drainage fut continué pendant une semaine ; la perte de sang cessa, l'urine devint claire, et le malade se trouva mieux. A la fin de la semaine, le tube périnéal fut retiré, et je n'eus pas alors beaucoup de difficulté à introduire à travers l'urètre le cathéter de Mercier.

Sachant pourtant, que vu le volume de la prostate, l'amélioration ne serait que temporaire, je me décidai à l'enlever par le procédé d'Alexander, le 11 avril 1895, en présence des Drs Bang et Van der Poël, et avec l'assistance du Dr George Stewart et du chirurgien de l'hôpital. L'opération, vu la profondeur du périnée, fut très difficile. Je réussis pourtant à enlever entièrement deux lobes latéraux et le lobe médian envahis par d'énormes tumeurs, sans blesser ni la vessie, ni l'urètre.

Les tubes furent enlevés respectivement les dixième et seizième jours.

Les plaies étaient à peu près cicatrisées et furent entièrement guéries, toutes deux à la fin de la cinquième semaine.

Le malade eut d'abord une incontinence à peu près complète, mais actuellement il peut retenir son urine et vide sa vessie complètement.

Obs. XIV. — Alexander. *Hypertrophie. Guérison.*

O. D. H.., âgé de 65 ans. Symptômes d'hypertrophie prostatique depuis quinze ans. A eu de la rétention avec incontinence depuis deux ans et a eu à dépendre entièrement de son cathéter. Son urètre était extrêmement sensible et le cathétérisme était toujours suivi d'hémorrhagie.

Il était obligé de passer le cathéter toutes les deux heures, nuit et jour, et ces intervalles devinrent rapidement plus courts. Il avait une hypertrophie symétrique des deux lobes latéraux, qui se projetait loin dans la vessie.

Il fut mis au lit et l'on attendit une semaine pour instituer un cathétérisme plus parfait, aseptique, mais comme ces symptômes ne montraient aucun signe d'amélioration, je proposai une opération qui fut acceptée et fut faite en septembre 1895.

Deux gros lobes latéraux furent enlevés sans difficulté. Les drains furent enlevés respectivement le 4e et le 6e jour. Le malade vida entièrement sa vessie le 35e jour. Il retourna chez lui, et je n'en ai plus entendu parler depuis son départ.

Obs. XV. — Hotchkiss. *Hypertrophie. Guérison.*

Malade entré à l'hôpital Bellevue le 24 août 1896. Depuis l'âge de 20 ans, plusieurs blennorrhagies. Depuis dix ans, mictions pénibles et finalement crise de rétention qui nécessita une ponction sus-pubienne.

Séjour pendant quelque temps à l'hôpital, uréthrotomie externe qui améliore notablement son rétrécissement ; mais quelques mois plus tard les mictions redeviennent pénibles.

Le malade dit s'être sondé de temps en temps depuis cette époque ; puis, dans les trois semaines qui ont précédé l'admission à l'hôpital, le malade s'est constamment sondé. Il a été atteint pendant longtemps de douleurs et de fréquence de la miction ; mais pendant les trois dernières semaines, l'irritabilité de la vessie était devenue si intense et le spasme si pénible, que les mictions se reproduisaient à quelques minutes seulement d'intervalle et qu'il survenait fréquemment des crises de rétention pour lesquelles il était obligé de recourir au cathétérisme.

Le jour de l'entrée à l'hôpital, symptômes de cystite très aiguë, douleurs intenses. Le cathétérisme permet d'obtenir 180 centim. cubes, 3 d'urine, alcaline et de faible densité (1010), pleine de pus et de mucus.

Le malade ne peut prendre aucun repos, ni la nuit ni le jour, en raison du ténesme extrêmement douloureux de la vessie. Il était évident qu'il n'y avait pas indication de repos au lit avec cathétérisme et lavages.

Le cas semblait exiger un drainage immédiat et complet de la vessie.

Le 25 août, anesthésie par l'éther et cystotomie médiane périnéale suivant le procédé usuel. Avant l'opération l'examen avait révélé une capacité vésicale tellement réduite que la voie périnéale avait été choisie comme la plus pratique pour aborder la vessie rétractée.

L'exploration digitale de la vessie à travers la plaie périnéale permet de constater l'hypertrophie des lobes latéraux et médian de la prostate. Le rétrécissement de calibre de l'abouchement vésical de l'urètre semblait dû à l'accolement des lobes latéraux très augmentés de volume. En « dilacérant », déchirant avec l'ongle, à travers la muqueuse, ces masses prostatiques, hypertrophiées, je parvins à énucléer avec quelque difficulté, presque toute la prostate. Je regrette que la pièce ait été perdue. La prostate semblait plutôt molle et succulente. Le lobe médian fut le plus difficile à enlever, car il était au delà de la partie supérieure de mon doigt.

Pour terminer l'opération, la vessie fut drainée avec une sonde volumineuse par la voie périnéale et un siphonage organisé pour le séjour au lit du malade. L'hémorrhagie fut modérée, le shock relativement léger et le patient supporta bien l'éthérisation.

La vessie fut lavée deux fois par jour, avec une solution faible de permanganate de potasse.

Le 3 septembre, dix jours après l'intervention, le malade s'asseyait. Les symptômes pénibles étaient considérablement améliorés et la convalescence suivit son cours sans incidents.

Sortie le 22 septembre, un peu moins d'un mois après l'entrée. La plaie périnéale était cicatrisée, à l'exception d'une petite surface couverte de granulations. Pas de fistule. Le malade pouvait uriner sans douleur. La cystite était tellement améliorée qu'un examen pratiqué le 12 septembre ne montra aucune trace d'albumine et l'urine était beaucoup plus claire quoique toujours alcaline (1). Je n'ai pas vu le malade depuis sa sortie de l'hôpital, mais je considère ce résultat comme excellent, en ce qui concerne les fonctions de sa vessie et l'amélioration de sa cystite.

J'ai été frappé de l'aisance et de la facilité avec laquelle la prostate a pu être enlevée par la voie périnéale, méthode qui est aujourd'hui généralement abandonnée à cause de la difficulté que l'on rencontre souvent pour atteindre et traiter (*sic*) la glande hypertrophiée.

(1) Le malade a écrit à l'hôpital, trois mois après l'opération, et disait qu'il urinait aussi bien que lorsqu'il était enfant.

OBS. XVI. — BAUDET. *Hypertrophie suspecte. Guérison.* (*Gazette hebdomadaire*, 6 août 1899.)

Nicolas G..., 55 ans.

Antécédents héréditaires.— Nuls.

Antécédents personnels. — Bonne santé habituelle. Est entré à l'hôpital Ricord pour des douleurs sciatiques bilatérales, accentuées surtout à gauche. Il fut opéré, le 13 août 1898, pour des ganglions inguinaux gauches, qui furent considérés macroscopiquement comme tuberculeux par M. Kendirdjy, interne du service. Au bout de vingt jours, la guérison était obtenue par première intention.

Au mois de novembre 1898, nous le trouvons dans le service du Dr Humbert qui veut bien le confier à nos soins. Voici ce que l'interrogatoire de ce malade nous apprend :

En janvier 1898, le malade a éprouvé pour la première fois des envies d'uriner très fréquentes, surtout la nuit. Le jet d'urine diminuait de longueur et finissait par tomber sur ses bottes.

Puis, les mictions devinrent un peu douloureuses. Aussi G... se décida-t-il à entrer à l'hôpital Saint-Louis, où il fut traité pendant cinq semaines par l'emploi de la sonde à demeure. A la fin du mois de mars, il entra chez lui et continua le traitement; puis il ne pratiqua plus le cathétérisme que toutes les fois qu'il avait besoin d'uriner. A ce moment apparurent les premières douleurs sciatiques qui l'amenèrent à l'hôpital.

Actuellement, octobre 1898, notre malade éprouve des envies fréquentes d'uriner qu'il est obligé de satisfaire en se sondant toutes les deux heures environ. Cependant, la miction normale est possible, à la condition qu'elle se répète 2 ou 3 fois par heure ; aussi a-t-il renoncé à vider sa vessie autrement que par la sonde.

Les urines sont normales; il n'y a jamais eu ni hématurie, ni urétrorrhagie. Le cathétérisme montre que l'urètre est largement perméable, que la traversée prostato-membraneuse est un peu longue : 6 à 7 centimètres. Nous faisons pisser le malade devant nous ; il donne 70 à 80 grammes d'urine, et après cette miction volontaire la sonde ramène encore tantôt 180 grammes, tantôt 350 grammes d'urine, suivant les cas.

Ce sont les chiffres extrêmes que nous trouvons après plusieurs examens.

Le toucher rectal montre une prostate très volumineuse. Le bord inférieur abaissé arrive presque à l'anus; le bord supérieur se trouve à 7 centimètres environ de l'orifice anal. Le lobe gauche est plus volumineux que le droit : la différence est aux moins du double. La consistance est dure, un peu élastique, et assez régulière quoique l'on sente sous la muqueuse rectale deux ou trois petites nodosités développées surtout à droite, légèrement mobiles, qui nous donnent la sensation de fibromes pédiculés. La vésicule séminale droite est bosselée et très dure.

On trouve, dans les fosses iliaques, des masses nombreuses et dures, les unes fixes, les autres roulant sous le doigt; les plus grosses atteignent le volume d'un œuf. Ces masses sont plus développées à gauche qu'à droite. Dans la région de Scarpa du côté droit, on trouve des ganglions mobiles petits et durs. A gauche, il y a trace de deux cicatrices opératoires ; on trouve aussi quelques ganglions.

L'état général est assez bon. Notre malade réclame à grands cris une intervention qui le débarrasse des cathétérismes répétés et de ses deux sciatiques qu'il nous suffit ici de signaler.

Technique opératoire. — Opération le 17 décembre 1898, pratiquée avec l'aide de M. Kendirdjy, interne du service. Durée de l'opération : trois quarts d'heure.

Le malade a été purgé l'avant-veille, lavementé la veille 2 fois, et, depuis le 16 au soir, il a pris 0 gr. 10 d'extrait d'opium. Son périnée a été rasé, lavé et recouvert d'un pansement humide.

Le malade est chloroformisé. Son siège est exhaussé par une alèze roulée ; les membres inférieurs sont fortement pliés sur le bassin.

Nous faisons placer un cathéter dans l'urètre et fermons l'orifice anal à l'aide de deux pinces de Kocher appliquées sur la peau périanale.

Notre plan opératoire consiste à arriver sur la prostate, en la détachant de la paroi antérieure du rectum, de la même façon que notre maître, M. Quénu extirpe les cancers de cet organe par la voie périnéale.

Nous incisons d'abord la peau en traçant un Y renversé. La jambe supérieure suit le raphé ano-bulbaire ; les 2 jambes inférieures passent à 2 centimètres environ à droite et à gauche de l'anus, en se dirigeant jusqu'au niveau des ischions.

Nous incisons le tissu conjonctif pré-anal et l'épaisse graisse ischio-rectale des deux côtés, en nous attachant à voir les fibres inférieures des releveurs.

Les releveurs étant repérés, nous incisons les fibres moyennes qui vont au rectum, en respectant par conséquent les fibres coccygiennes et surtout les fibres les plus internes qui s'insèrent sur le raphé ano-bulbaire et la paroi antérieure du rectum. Ces dernières, épaisses et très nettes quand on tire sur l'orifice anal à l'aide des pinces de Kocher doivent nous servir de repère dans la dénudation de la face antérieure du rectum.

Cette libération rectale constitue le temps délicat de l'opération. Pour la faire, nous faisons tirer par notre aide sur l'anus de manière à bien tendre le rectum ; nous décollons avec les deux index les faisceaux antérieurs du releveur de son aponévrose supérieure, c'est-à-dire que nous insinuons nos doigts au-dessus de ce muscle en les faisant converger vers le raphé. Puis, nous prenons le raphé entre le pouce et l'index de la main gauche. Ces deux doigts étreignent ainsi les plans fibreux du raphé, mais surtout les faisceaux antérieurs du releveur, l'extrémité digitale passant au-dessous de ces faisceaux; de sorte que, de haut en bas, le bistouri va rencontrer successivement : 1° les faisceaux du releveur et le raphé intermédiaire ; 2° nos propres doigts ; 3° la paroi rectale.

Nous sectionnons alors le raphé et quelques fibres les plus internes du releveur, mais sans sectionner entièrement les faisceaux antérieurs ou internes.

Cela fait, nous effondrons avec l'index droit le tissu conjonctif interposé entre les deux releveurs, au-devant du rectum, cela non pas en dirigeant notre doigt directement en bas, mais directement en avant vers la prostate. Rappelons que ce tissu se décolle avec la plus grande facilité jusqu'au cul-de-sac péritonéal, et que le décollement fait apparaître un espace quadrilatère limité en bas par le rectum, latéralement par les lames sagittales, en avant par la prostate et les vésicules ; le fond est fermé par le cul-de-sac péritonéal.

Dans le cas particulier, ce décollement a saigné en nappe assez abondamment ; mais le saignement s'est rapidement arrêté par le tamponnement.

Cela fait, la prostate et les vésicules apparaissant dans la profondeur nous incisons de chaque côté successivement les faisceaux antérieurs des releveurs, son aponévrose supérieure et les vaisseaux hémorrhoïdaux moyens ; cette section est faite après avoir placé préventivement des pinces de Kocher.

A ce moment, le rectum est entièrement libéré et rabattu sur le coccyx : la prostate largement à découvert. Il s'agit maintenant de l'enlever.

Nous incisons d'abord la capsule prostatique d'avant en arrière, et entre les deux lèvres de cette boutonnière antéro-postérieure, nous introduisons les branches des ciseaux courbes, et refoulons latéralement cette capsule à droite et à gauche, jusque vers les parties latérales du bassin, de façon à écarter le plus possible les branches artérielles et veineuses tributaires de la prostate, des vésicules et du bas-fond vésical.

Nous ouvrons ainsi quelques veinules dont l'hémorrhagie s'arrête rapidement par le tamponnement.

Le tissu propre de la prostate est alors sous notre doigt; mais ce tissu n'est plus dur et rigide: il est plutôt mou; la prostate est moins volumineuse qu'elle ne paraissait cliniquement. On dirait une éponge qui s'est subitement exprimée et affaissée. Aussi voulant saisir la prostate avec les pinces, la prostate s'effrite.

Suivant les conseils que notre maître M. Quénu nous avait donnés, nous incisons d'abord le tissu prostatique sur la ligne médiane, jusqu'à l'urèthre repéré grâce au cathéter; puis, à droite et à gauche, nous enlevons, morceaux par morceaux, les lobes prostatiques, en nous dirigeant de dehors en dedans.

Dans notre cas particulier, l'ablation a été fort difficile, car nous avons pour ainsi dire émietté plutôt qu'extirpé le tissu glandulaire, tantôt avec la pince et les ciseaux courbes, tantôt avec la curette.

Malgré ces difficultés, nous réussissons à détruire tout le tissu prostatique, et nous n'arrêtons l'exérèse que lorsque la vessie et l'urèthre sont mis à nu. Il reste bien peut-être un peu de prostate vers la partie supéro-latérale du col vésical, mais nous pouvons affirmer que les lobes médian et latéraux sont détruits. Pour terminer, nous reprenons la curette et nous grattons très légèrement mais suffisamment la face externe de la vessie, en ayant soin de faire saillir le cathéter vers la paroi vésicale à chacun des points où le curettage doit porter.

Nous plaçons deux fils de soie moyenne sur les pédicules des hémorroïdales moyennes, et avant de restaurer le périnée nous fixons au releveur et à sa gaine les débris de la capsule prostatique; pour cela nous plaçons de chaque côté 2 catguts qui sont passés à travers les débris capsulaires avec l'aiguille de Reverdin; les 2 chefs de chacun de ces fils sont passés ensuite à travers le releveur et la graisse ischio-rectale et noués de telle façon que le tissu prostatique ne puisse, en se reformant, reprendre sa forme normale et que le col vésical se trouve abaissé d'autant. Nous nous expliquerons tout à l'heure à ce sujet.

Nous suturons les tranches des releveurs entre elles, c'est-à-dire que nous réinsérons les releveurs au rectum, de telle façon que cet organe est ramené vers la région de la vessie, de l'urètre et du périnée antérieur. Nous fermons ensuite la peau avec des catguts moyens.

Nous laissons un petit espace de sûreté, où nous plaçons un drain entouré de gaze iodoformée. Ce drain va jusqu'au niveau de la plaie prostatique et sort à la peau au-devant du rectum.

Pansement à la gaze iodoformée. Pas de sonde à demeure.

Suites opératoires. — Cette observation nous paraît assez longue. pour que nous ne nous croyions pas obligés de donner en détail les suites opératoires. Nous nous contenterons de les résumer.

Au point de vue de la plaie opératoire, la guérison a été obtenue le 15 janvier 1899, c'est-à-dire vingt-huit jours après l'opération. Nous avons eu, à la suite de quelques selles intempestives, désunion partielle de la plaie à droite. Mais cette désunion a été superficielle, et la guérison n'a été retardée que de très peu.

Au point de vue de la miction, le surlendemain, c'est-à-dire le 19 décembre 1898, le malade urinait tout seul. Il nous a été impossible de l'en empêcher.

Il a uriné devant nous 80 grammes et nous en avons retiré avec la sonde 180.

Le 13 janvier, il se lève, et urine spontanément; nous lui recommandons, après chaque miction volontaire, de se sonder et d'évacuer le restant. Il ramène ainsi par la sonde 500 grammes d'urine et en évacue spontanément 750 grammes, cela dans une journée.

Passons sur les suites tardives de cette affection, nous proposant d'y revenir plus en détail. Actuellement le malade urine seul ; mais il est obligé d'uriner toutes les deux ou trois heures, ce qui ne l'afflige aucunement. Sa prostate a disparu. Mais la région des vésicules et de l'aponévrose prostato-péritonéale est dure et comme injectée au suif, suivant l'expression de notre ami M. Savariaud, qui a bien voulu examiner ce malade. Les fosses iliaques sont soulevées par des ganglions durs, qui depuis trois mois ont beaucoup diminué de volume, et cela sous l'influence de la liqueur de Fowler, de sorte que nos conclusions sont les suivantes :

Il nous est difficile de dire si nous avons eu affaire à une hypertrophie vraie de la prostate. Le diagnostic doit être réservé.

L'amélioration fonctionnelle est indéniable; et si l'amélioration de l'état général se maintient, la guérison ne tardera pas à survenir. Mais nous croyons que la miction, quoique facile et spontanée, restera toujours fréquente.

Obs. XVII. — Doyen. *Tuberculose du testicule gauche du canal déférent, de la prostate et des vésicules séminales. Ablation du testicule gauche. Fistule purulente inguinale, fistute urétro-rectale. Fermeture de la fistule inguinale qui communiquait avec l'S iliaque. Ablation de la prostate et des vésicules séminales. Fermeture de la fistule rectale. Guérison.*

Un jeune homme de 20 ans, chez lequel avait été pratiquée antérieurement l'ablation du testicule gauche tuberculeux, se présente à mon examen en octobre 1898. Il portait une fistule purulente au niveau de l'orifice externe du canal inguinal gauche et se plaignait d'uriner presqu'en totalité par le rectum. L'orifice urétro-rectal s'était produit spontanément. On reconnaissait par le toucher rectal au niveau de la prostate qui était bosselée et indurée, une dépression au fond de laquelle s'ouvrait la fistule. Le trajet inguinal gauche provenait d'une dégénérescence tuberculeuse du canal déférent et se prolongeait vers la région prostatique.

Le malade fut anesthésié le 11 novembre. Une longue pince courbe, introduite dans la fistule inguinale, pénétra dans la cavité pelvienne jusqu'au voisinage du coccyx.

La voie sacrée était la meilleure pour atteindre le point déclive de ce trajet. Le malade fut placé dans le décubitus latéral droit et le coccyx réséqué, ainsi qu'une petite étendue du sacrum.

L'extrémité de la pince, qui était presque au fond de cette plaie, fut mise à découvert en incisant, couche par couche, les tissus qui la recouvraient. Le bistouri ouvrit le péritoine et mit à nu sur l'extrémité de l'instrument une paroi grisâtre. Une petite incision démontra, à mon grand étonnement, que la pince avait pénétré dans le rectum. Le petit orifice fut immédiatement refermé par une double suture en cordon de bourse, le péritoine suturé et la plaie tamponnée.

Le malade n'ayant pas signalé avant l'opération, l'issue de gaz ou de matières fécales par la fistule inguinale, il était impossible de prévoir l'existence d'une communication entre le foyer purulent intra-pelvien et l'S iliaque. — Cette communication, qui devait être très étroite, avait conduit l'instrument explorateur jusque dans le rectum.

Cette particularité déterminée, le trajet inguinal fut cureté et transformé.

Il s'agissait d'explorer la fistule urétro-rectale : l'orifice rectal fut mis en évidence par l'introduction dans l'anus d'une large valve qui déprimait sa commissure inférieure.

Un cathéter fut introduit dans l'urètre; il existait un étroit trajet de 10 à 12 millimètres entre le canal de l'urètre et l'orifice rectal. Le trajet purulent, qui commençait en haut à la région inguinale droite, paraissait aboutir en bas au niveau de ce foyer et s'ouvrait à la fois dans l'urètre et dans le rectum.

La muqueuse rectale fut détachée du pourtour de la fistule et traitée, après confection de deux lambeaux latéraux, comme je l'ai figurée pour les fistules vésico et recto-vaginales (double suture en cordon de bourse et réunion des lambeaux muqueux à points séparés).

Les suites de cette intervention furent très simples. Quelques gaz sortirent par la fistule inguinale. La plaie sacro-coccygienne se cicatrisa rapidement; quant à la fistule rectale, elle se reproduisit au bout de quelques semaines, et le malade se rendit compte que petit à petit l'urine recommençait à passer en partie par le rectum.

Cette première opération n'avait été ainsi qu'une opération exploratrice.

La seconde opération eut lieu le 3 mars 1899. Il s'agissait de fermer dans la même séance la fistule de l'S iliaque et la fistule urétro-rectale. Cette double intervention fut pratiquée par la technique suivante.

1er TEMPS : *Laparotomie.* — La fistule inguinale, circonscrite par deux incisions curvilignes, fut extirpée jusque dans la fosse iliaque interne et transformée après curettage du trajet profond qui cheminait, le long de la gaine du canal différent, vers l'S iliaque et la région prostatique. Le péritoine fut alors largement ouvert.

L'épiploon et l'S iliaque adhéraient au péritoine pariétal sur une étendue de plusieurs centimètres. La cavité pelvienne et la fosse iliaque furent garnies avec soin de compresses stérilisées, et l'intestin fut détaché d'un seul coup avec l'épiploon et attiré au dehors, puis enveloppé d'une compresse stérilisée. Le point d'adhérence de l'S iliaque fut cureté avec soin. Le trajet plongeait de là vers la région prostatique. Il est vidé à son tour des fongosités qui le remplissent, et un surjet longitudinal séro-séreux, aboutissant au niveau de l'ancienne fistule, est confectionné pour exclure de la cavité péritonéale la partie profonde du trajet tuberculeux, qui est drainé par l'incision iliaque avec une mèche de gaze.

L'épiploon fut lié et réduit, puis à son tour l'S iliaque, après fermeture de la fistule par une double suture en cordon de bourse.

L'examen de la cavité pelvienne permit de découvrir l'appendice vermiculaire démesurément long, qui était prolabé dans le cul-de-sac vésico-rectal.

Il était rempli de calculs fécaloïdes. Le cæcum fut attiré au dehors, le méso-appendice lié et sectionné, et l'appendice réséqué après écrasement et ligature de son pédicule. Le moignon fut invaginé par une double suture en cordon de bourse. Cette opération d'appendicite a été ainsi pratiquée par une incision iliaque gauche.

Le ventre fut refermé par une suture en étages.

2e TEMPS : *Opération par la voie périnéale.* — Le malade fut alors placé dans la position de la taille périnéale, les jambes et les cuisses fixées aux porte-jambes qui me servent également chez la femme.

Un cathéter cannelé fut introduit dans l'urètre, et la fistule rectale fut mise en évidence en déprimant la commissure postérieure de l'anus, à l'aide d'une large valve. Un stylet, introduit dans l'orifice rectal, pénétrait dans un foyer anfractueux, et ne rencontrait que difficilement le cathéter. L'insuffisance de la première opération avait d'ailleurs démontré qu'il était indispensable d'extirper en totalité les tissus malades. Le mode d'accès de ce foyer m'était tout indiqué par l'analogie de ce cas avec certaines interventions de gynécologie. N'ai-je pas établi comme une règle, pour fermer les fistules recto-vaginales rebelles, de sectionner de bas en haut le périnée et la cloison recto-vaginale jusqu'au-dessus de la fistule, et de réséquer entièrement les tissus altérés, puis de suturer séparément le vagin et le rectum.

Je me suis donc trouvé naturellement conduit, par mon expérience de la gynécologie, à inciser chez mon malade le périnée et la paroi antérieure du rectum, jusqu'au-dessus de l'orifice fistuleux. La prostate mise en évidence fut incisée à son tour. Elle était creusée d'une caverne anfractueuse et remplie de fongosités. Les vésicules séminales, tuberculeuses, apparaissaient dans la profondeur. La prostate entière et les deux vésicules séminales furent réséquées avec les pinces à griffe et les ciseaux.

La paroi inférieure de l'urètre se trouva détruite sur une étendue de 8 à 10 millimètres. Ce canal fut refermé par quatre points de suture antéro-postérieurs, qui le fixèrent au pourtour du col de la vessie.

Le champ opératoire mis à découvert par l'incision de la paroi antérieure du rectum était remarquablement superficiel, et le bas-fond de la vessie, dont venaient d'être détachées les vésicules séminales, faisait hernie au-dessus de l'écarteur jusqu'au point de réflexion du péritoine vésico-rectal.

Le rectum fut suturé à points séparés, et l'espace vésico-rectal tamponné et drainé, pour prévenir toute récidive de l'ancienne fistule.

Cette double opération fut suivie d'un excellent résultat, et le malade reprit au bout de quelques mois sa vigueur d'autrefois.

L'incision du périnée et de la paroi antérieure du rectum m'a donné un champ opératoire tellement large que l'extirpation des vésicules séminales s'est faite avec la plus grande facilité. On pourrait extirper par ce procédé tout le bas-fond de la vessie.

J'ai répété depuis cette opération avec succès, le 19 juillet 1899, chez un homme de 33 ans, atteint de tuberculose de la prostate et des vésicules séminales. Les testicules et les canaux déférents étaient indemnes.

L'urètre fut suturé au col de la vessie.

TABLE DES MATIÈRES

IMPRIMERIE A.-G. LEMALE, HAVRE

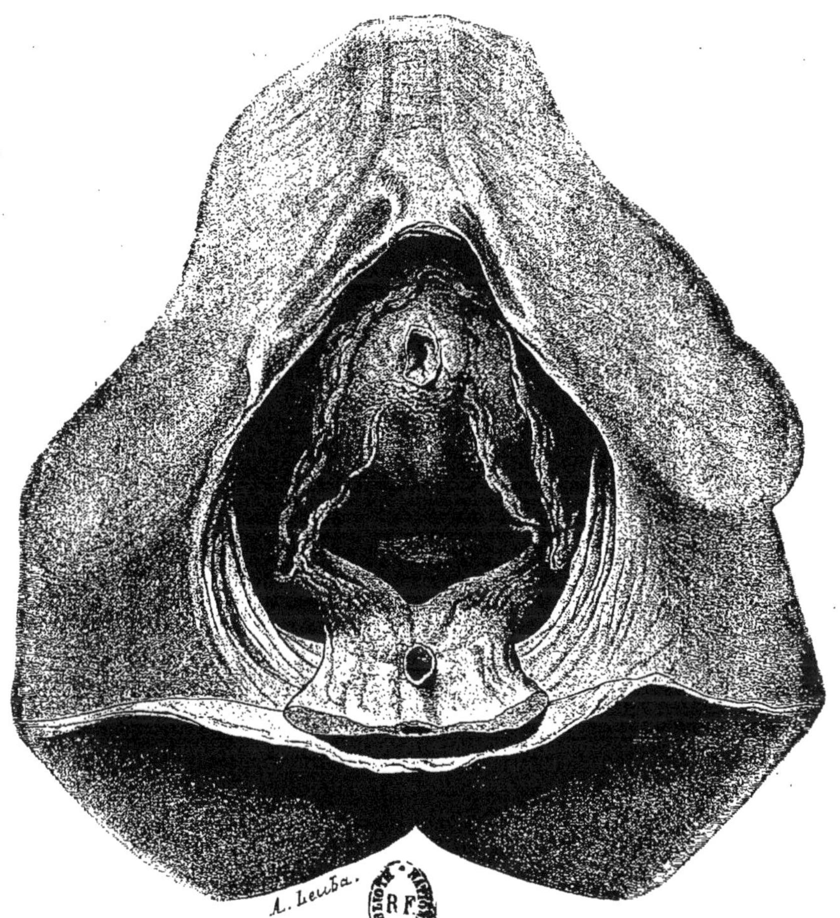

Pl. I. — Décollement vésico-prostatique. Aspect de la face inférieure de la vessie. On y voit les branches vésicales de la génito-vésicale.

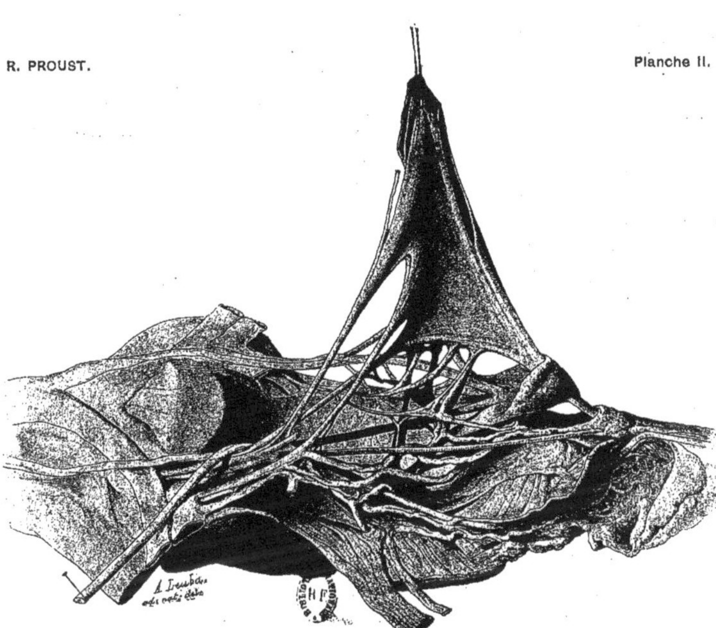

PL. II. — Vaisseaux de la prostate et de la vessie. Les deux organes disséqués ont été décollés. On voit l'isolement de leurs territoires vasculaires respectifs.

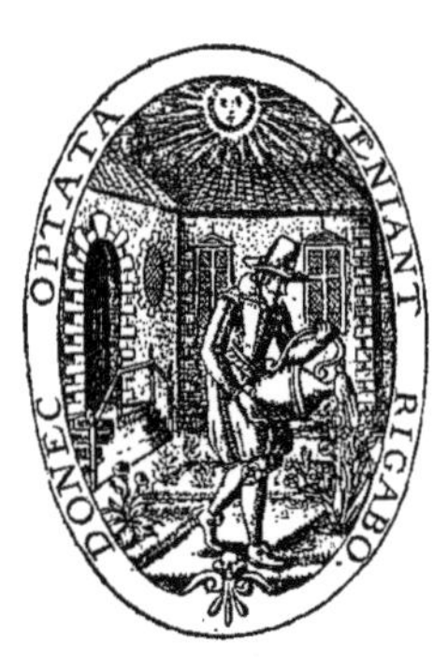

IMPRIMERIE A.-G. LEMALE, HAVRE

www.ingramcontent.com/pod-product-compliance
Ingram Content Group UK Ltd.
Pitfield, Milton Keynes, MK11 3LW, UK
UKHW020350230726
13925UKWH00003B/1054

9 782014 080582